DU

RHUMATISME

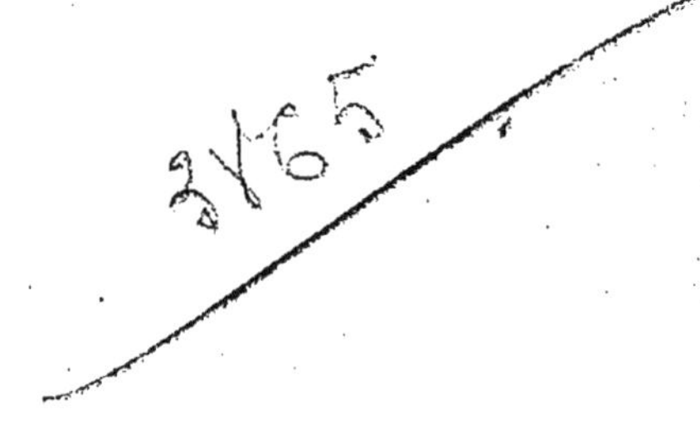

DU MÊME AUTEUR :

De l'emploi du Sang comme agent reconstituant dans la Phthisie pulmonaire. — In-8°. — Bordeaux, 1865.

DU

RHUMATISME

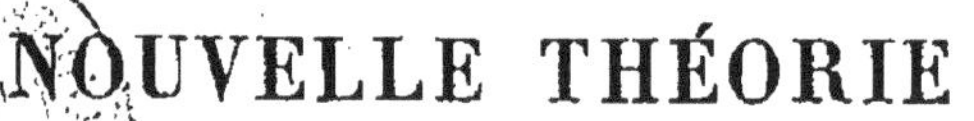

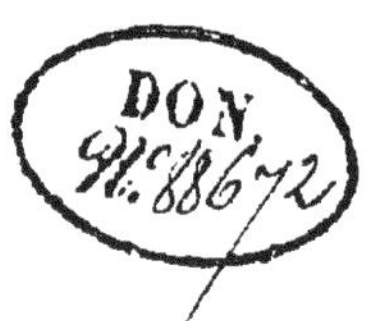

NOUVELLE THÉORIE

FONDÉE SUR LA

PHYSIOLOGIE, L'ANATOMIE PATHOLOGIQUE

ET L'OBSERVATION

PAR LE Dr VOVARD

(DE BORDEAUX)

(Toute la médecine est dans l'observation.)

BAGLIVI.

PARIS

OCTAVE DOIN, ÉDITEUR

8 — Place de l'Odéon — 8

1879

APERÇU DE PHILOSOPHIE MÉDICALE

Peu de maladies ont donné lieu à plus de controverses que le rhumatisme, et aujourd'hui même, on est loin d'être d'accord sur le mode d'affection auquel il appartient. Il y a peu de temps encore, quelques médecins ne voyaient dans cette maladie qu'un mouvement fluxionnaire, tandis que la plupart la considéraient comme un type d'affection inflammatoire. Aujourd'hui, il y a un tel vague dans les opinions, qu'il serait difficile de savoir celle qui prévaut.

Quant à l'étiologie, même incertitude ; les uns regardant les troubles des fonctions de la peau produits par le froid, comme l'unique cause de l'affection ; d'autres, au contraire, supposant que des causes nombreuses peuvent la provoquer.

Dans ce travail, je me propose de démontrer :

1° Que le rhumatisme est bien une maladie fluxionnaire, mais que le mouvement fluxionnaire n'en est pas le seul élément morbide ;

2° Que la suppression brusque ou le ralentissement des fonctions de la peau, sueur, ou transpiration insensible, en est la seule cause occasionnelle.

J'étudierai ce qui se passe dans l'économie, depuis le moment où elle éprouve l'impression du froid, jusqu'à celui où l'affection rhumatismale est confirmée ; c'est-à-dire le mode d'action de la cause sur l'organisme, les troubles fonctionnels qui en résultent, les fluides altérés, les tissus qui sont le siége de la lésion, enfin la lésion elle-même.

Je ne me dissimule pas les difficultés que présente ce programme, tout ce qui n'est pas accessible à nos sens n'étant pas facilement compris ; mais, si l'intelligence humaine n'est pas faite pour connaître toute la vérité, qui n'est connue que de Dieu, elle est certainement faite pour la rechercher, et certainement aussi elle arrive à en connaître une partie. Il ne sera jamais donné à l'homme de saisir le travail intime qui se fait dans l'organisme ; la nature aura toujours des mystères que nous n'approfondirons jamais ; ainsi, nous ignorerons toujours par quels procédés le foie secrète la bile, l'estomac le suc gastrique, comment, dans la fonction de nutrition, s'opère le mouvement de composition et de décomposition, etc. Il est cependant des troubles fonctionnels, des actes de la nature, qui, bien que ne tombant pas sous nos sens, peuvent être compris à l'aide de l'observation d'abord, et du raisonnement ensuite, en remontant du connu à l'inconnu.

D'où vient qu'on néglige tant aujourd'hui tout ce qui se rattache à la pathogénie des maladies? D'où vient, notamment, que la physiologie pathologique du rhumatisme ait été si peu étudiée, eu égard aux nombreux travaux qui ont été publiés sur cette affection? Cela tient, sans nul doute, aux exagérations des doctrines anatomiques de notre époque ; et, en effet, le positivisme, le matérialisme qui nous dévorent, en prétendant éviter les hypothèses ou les illusions, portent à n'étudier dans l'homme malade qu'un côté de la question, l'état local. Si l'art de guérir a peu à gagner aux idées spéculatives, il est certain aussi que les théories de l'école du scalpel le font sortir de sa véritable voie, parce qu'attirant trop l'attention sur la lésion, elles font oublier les actes de la nature.

L'école solidiste étudie le fait accompli, et peu le fait s'accomplissant ou la raison de ce fait ; les résultats d'une affection, et non l'affection elle-même.

L'hippocratisme observe et étudie la nature vivante ; l'organicisme, le positivisme, le matérialisme et toutes les doctrines de la même couleur, n'observent et n'étudient, pour ainsi dire, que la nature morte ; car n'étudier que les lésions pathologiques, n'est pas étudier les opérations de la nature, parce que la lésion pathologique est un résultat et non une cause : c'est pour cela que les médecins imbus des doctrines solidistes, en ne portant leur attention que sur la lésion rhumatismale, sans s'occuper de ce qui se passe au dehors, ont considéré le rhumatisme comme un type d'affection inflammatoire.

D'où vient qu'aujourd'hui les doctrines anatomiques soient celles de la plupart des médecins ? En voici la raison : les doctrines médicales d'une époque résultent toujours des idées philosophiques de cette époque ; c'est ce que nous allons démontrer, en jetant un coup-d'œil rapide sur les doctrines professées aux différents âges des peuples.

Nous remarquons qu'aux deux plus grandes époques philosophiques qui ont existé, je veux dire le siècle de Périclès, et, dans l'Europe occidentale, le dix-septième et la plus grande partie du dix-huitième siècle, les médecins furent naturistes, c'est-à-dire qu'ils fondèrent la médecine, non sur la science, mais sur la nature. Hippocrate vécut dans la première époque et une pléiade de médecins hippocratistes illustrèrent la deuxième. Curieuse coïncidence, si c'en fut une, que de voir l'hippocratisme en honneur seulement à ces deux grandes époques; mais ce ne fut point une coïncidence: cela devait être, et tenait à l'excellence de la méthode philosophique adoptée par les savants d'alors. Hippocrate, chez les Grecs, proclama la méthode de l'observation, et, au commencement du dix-septième siècle, François Bacon, comme Hippocrate, établit que pour arriver à connaître la vérité, et découvrir l'ordre de la nature, le raisonnement doit exclusivement s'appuyer sur l'observation. Cette méthode philosophique si parfaite porta à un haut degré, chez les Grecs et les peuples de l'Occident, la notion du vrai et du beau; ce fut cette notion qui les rendit grands, et ce sera toujours la gloire de l'hippocratisme d'avoir été pratiqué à ces deux belles époques, et aussi une preuve de sa supériorité sur les autres méthodes.

Je viens de dire que l'hippocratisme a été la doctrine des médecins aux deux grandes époques philosophiques. Je vais, maintenant, en quelques mots, démontrer que le matérialisme a été, en philosophie comme en médecine, la doctrine des peuples en décadence.

Parlons d'abord du matérialisme en philosophie.

Le grand siècle de Périclès était passé ; le luxe, les arts et les richesses avaient énervé les Athéniens ; les nobles et grandes idées n'étaient plus l'apanage que de quelques-uns : l'amour de la famille, de la patrie, le respect de la religion existaient à un plus faible degré ; c'est dans cette société que naquit le matérialisme.

Durant le grand siècle qui venait de finir, les philosophes d'Athènes enseignaient que le bonheur se trouve dans la pratique de la vertu ; mais Epicure, dont la doctrine flattait les passions de son époque, fut fort bien accueilli par ce peuple devenu si léger, en prétendant que le bonheur se trouve dans la volupté, mais que cependant il n'est pas dans l'abus des plaisirs de la vie. Il enseignait aussi que l'univers est éternel, qu'il n'existe que la matière et le vide, que les corps se constituent par la réunion des atômes, qu'il n'y a pas d'intelligence suprême qui ait créé le monde et les êtres organisés, et que le monde est l'effet du hasard ; l'âme humaine est corporelle : le corps cessant de vivre, l'âme n'existe plus. C'est, à peu près, toute la doctrine matérialiste de notre époque.

Telles étaient les doctrines des Grecs en décadence, quand la Grèce vaincue devint une province romaine. Rome, enrichie par les dépouilles des vaincus, était déjà opulente ; l'aristocratie de l'argent avait depuis peu remplacé l'aristocratie héroïque ; les luttes entre les pauvres et les riches allaient apparaître, et les mœurs des Romains commençaient à se relâcher ; aussi la capitale de l'ancien monde accueillit-elle avec empressement les arts et les doctrines philosophiques de la Grèce, et Rome devint un sol tellement favorable au développement des doctrines épicuriennes, que la plupart des grands hommes qui vinrent après cette époque furent épicuriens.

Avec l'empire romain l'épicuréisme disparut, et, pendant les siècles qui suivirent, ce furent, on le sait, des idées toutes différentes qui prévalurent.

Plus tard, vers la fin du dix-septième siècle, l'épicuréisme reparut; non pas dans le monde savant, non pas dans la société de cette époque, où tout était si correct et si réservé; mais dans un milieu digne de la doctrine, dans les salons de Ninon de Lenclos. C'est son hôtel qui fût le berceau de l'épicuréisme moderne, berceau qu'entouraient quelques grands seigneurs de l'époque, et où Voltaire et d'autres philosophes du dix-huitième siècle, prirent les premières leçons de leurs fatales doctrines.

Les grands seigneurs qui façonnèrent leurs opinions philosophiques sur leurs goûts et leurs passions, plutôt que sur l'amour de la vérité, forgèrent des armes qui, plus tard, se retournèrent contre eux.

A la fin du dix-huitième siècle, presque tous les philosophes étaient matérialistes, et la plupart des savants le sont aujourd'hui.

Nous voyons donc l'épicuréisme apparaître à toutes les époques de luxe, dans les milieux où le plaisir et la volupté étaient considérés comme le suprême bien.

Les doctrines médicales passèrent par les mêmes phases que les doctrines philosophiques; la médecine matérialiste fut toujours la fidèle compagne de la philosophie matérialiste; et, en effet, lorsque Epicure enseigna sa doctrine, la médecine pencha presque aussitôt vers le matérialisme, et, si tous les médecins de son époque n'adoptèrent pas immédiatement ses idées, cela tint au grand éclat qu'avait jeté la doctrine hippocratique et aussi aux personnages qui exercèrent avec le plus de talenl l'art médical : on sait, en effet, que ce furent les descendants d'Hippocrate qui tinrent haut et ferme le drapeau de l'hippocratisme.

Mais l'antiquité dût céder et faire place aux doctrines nouvelles, adoptées avec empressement par tout l'ancien monde civilisé; aussi, presque tous les médecins de la décadence grecque et romaine professèrent-ils des doctrines conformes aux idées reçues; presque tous furent épicuriens, et eux seuls jouissaient de la faveur publique; tellement à toutes les époques, il a été téméraire de heurter les idées en vogue.

Quand l'empire romain croula, avec l'épicuréisme disparut le matérialisme en médecine; avec des idées philosophiques nouvelles, des doctrines médicales nouvelles.

Lorsqu'au dix-huitième siècle, la philosophie inclinait vers le matérialisme, les mêmes causes entraînant les mêmes effets, la médecine s'engagea d'abord timidement, puis résolument dans les voies du solidisme.

Ce qui précède explique l'analogie frappante qui existe entre les théories médicales des deux époques matérialistes. On dirait, en effet, les diverses doctrines médicales de notre siècle copiées sur celles des médecins romains; il suffit, pour s'en convaincre, de tracer un tableau succinct de leurs principales théories médicales et des nôtres.

Asclépiade, dans le dernier siècle de la République romaine, époque qui, sous le rapport des doctrines philosophiques, correspond parfaitement au commencement du dix-neuvième siècle, Asclépiade, dis-je, commença à Rome la série des médecins épicuriens; il combattit à outrance l'hippocratisme, professa des doctrines matérialistes, et s'acquit une vogue immense par beaucoup d'intelligence, par son charlatanisme et son talent de flatter les goûts de l'époque; il prétendait guérir ses malades *tuto, cito et jucunde*. Par sa devise, nous voyons qu'il commence la série des médecins qui cherchent à plaire et qui sacrifient à leur intérêt personnel l'amour de la vérité.

Plus tard, quelques années avant l'ère chrétienne, Thémisson fonda la doctrine méthodique, et réduisit toutes les maladies à trois espèces : celles par resserrement, celles par relâchement, et celles résultant de l'une et l'autre de ces causes: *strictum*, *laxum*, *mixtum*.

Le but de Thémisson était de trouver une méthode qui rendit l'étude et la pratique de la médecine plus aisées. Les disciples de Thémisson renchérirent même sur le chef de la secte, et Thessalus, par exemple, prétendit pouvoir aisément enseigner la médecine en six mois ; lorsque Hippocrate, ce grand génie, avait dit que la vie était trop courte pour apprendre cet art.

Brown en Angleterre, et un peu plus tard Broussais en France, exposèrent leurs doctrines qu'ils paraissent avoir à peu près complètement empruntées à Thémisson. Ce dernier, comme Brown et Broussais, trouvant qu'observer longtemps était trop pénible, voulait, je le répète, une méthode facile et qui s'apprit vite; il voulait, comme beaucoup de médecins de notre époque, enterrer l'art, pour ne faire de la médecine qu'une science; parce que la science s'apprend vite, et que l'art est long à apprendre. Dans une société où le suprême bonheur est dans la volupté, on ne veut point attendre les années, et pressé de jouir, on suit le chemin le plus court.

Si Thémisson et les savants d'aujourd'hui étaient dans le vrai, il en résulterait que le meilleur médecin serait le plus savant, que l'observation serait inutile, et, qu'après avoir fait de fortes études scientifiques, sans s'être occupé de médecine clinique, on serait très apte à guérir les malades.

La science médicale qui s'apprend dans le silence du cabinet, à l'amphithéâtre et dans les livres, est très utile, c'est vrai, mais elle ne suffit pas, et la preuve, c'est que nous voyons beaucoup de savants médecins être de mauvais praticiens.

Un habile dessinateur peut ne pas être un grand peintre, un musicien peut vaincre de grandes difficultés avec son instrument, sans avoir le génie musical; on peut faire des vers irréprochables sans être un poète, parce que, dans toutes ces branches, on peut avoir la science, sans être artiste; l'art consistant surtout à imiter la nature et à exprimer les sentiments de l'âme.

Je ne veux pas conclure, avec les empiriques, que la science est inutile, et qu'on est d'autant meilleur praticien qu'on est docteur plus ignorant; loin de là ma pensée, mais qu'il me soit permis de dire que souvent la science égare, quand elle n'a pas pour base la saine observation; le savant qui sait allier la science et l'art est souvent un génie, parce que la science et l'art se complètent.

Vers l'an 54 de l'ère chrétienne, Athénée, voulant réagir contre les doctrines solidistes de l'époque, fut le chef d'une nouvelle secte connue sous le nom de pneumatique; mais il prêcha dans le désert, car sa voix ne fut pas ou fut peu entendue. Athénée prétendait qu'il existe dans l'organisme, entre autres éléments, l'esprit, que cet esprit pénètre tous les corps et les conserve dans leur état naturel.

Athénée enseignait aussi que les maladies venaient lorsque l'esprit, le souffle, reçoit le premier quelque atteinte. Barthez a du emprunter sa doctrine à celle d'Athénée, car il n'y a aucun doute que ce mot, *spiritus* d'Athénée, signifiait le principe de la vie, et non l'âme.

Au milieu de tous ces systèmes, vers la fin du premier siècle de l'ère chrétienne, Archigène fonda la secte des éclectiques; ces médecins ne voulaient se ranger d'aucun parti, et empruntaient à chacun ce qu'ils croyaient bon.

De même que sous l'empire romain, les éclectiques arborèrent leur drapeau en face des systèmes qui se partageaient la faveur des médecins de cette époque, de même Andral planta en face de la doctrine de Broussais la bannière de l'éclectisme médical.

Au milieu de tous ces médecins de l'antiquité, qui s'entendaient si peu, Galien, presque seul, professa les saines doctrines. Fidèle observateur de la nature, grand admirateur d'Hippocrate, il ne voulut pas arriver à la fortune en adoptant les doctrines de son époque ; il préféra être presque seul de son avis, et ne trouva son bonheur que dans la recherche de la vérité ; je parle, bien entendu, au point de vue de l'art et de l'étude de la nature, et non à celui de la science. On sait, en effet, qu'aux époques où vécurent Hippocrate et Galien, l'anatomie et la physiologie étaient à peine connues.

On voit donc l'époque matérialiste de la décadence Romaine travaillée par les systèmes : ce sont des révolutions permanentes dans les doctrines : les méthodistes, les éclectiques, les empiriques, les épisynthétiques, quelques pneumatistes, quelques hippocratistes se partageaient l'opinion médicale ; mais la doctrine des méthodistes, c'est-à-dire la doctrine solidiste, était presque généralement adoptée. De même, depuis un siècle, nous avons déjà vu le Brownisme, le vitalisme de Barthez, la médecine physiologique de Broussais, l'homœopathie, l'éclectisme médical d'Andral, l'organicisme, les médecins physiciens, les chimistes, les partisans de la méthode expérimentale, etc., en un mot, le chaos, provenant du défaut d'une bonne méthode philosophique. La succession rapide de tous ces systèmes prouve leur peu de valeur ; tandis que l'hippocratisme, c'est-à-dire la vérité, traversant les siècles, reste toujours debout ; parce que la vérité, comme Dieu, est éternelle : le vrai, en effet, ne peut jamais absolument périr. Si, par intervalle, l'erreur l'emporte, son triomphe n'est que passager. L'erreur finit toujours par se dissiper pour laisser de nouveau apparaître la vérité. Dans tous les siècles, à toutes les époques, il y a eu des médecins hippocratistes, c'est-à-dire des médecins fondant la médecine sur l'observation de la nature ; tandis que les systèmes, même ceux qui ont jeté le plus d'éclat, après quelques années, ne trouvaient plus d'adeptes. La perpétuité de la doctrine hippocratique est une preuve de son excellence.

Aujourd'hui, les idées matérialistes sont plus accentuées que jamais ; la doctrine philosophique actuelle, la plus répandue, est ce qu'on est convenu d'appeler la libre-pensée.

La libre-pensée est l'expression du matérialisme le plus grossier. Les philosophes libres-penseurs, dans leurs raisonnements, restent indépendants de tout enseignement religieux ; il n'y a pour eux que la matière et ses propriétés ; ils ne voient qu'elles. La médecine s'en est ressentie ; beaucoup de professeurs actuels sont eux-mêmes libres-penseurs, et, de même que le philosophe, professant ces doctrines, ne veut plus avoir pour entrave l'idée religieuse, de même le médecin libre-penseur, attaché lui aussi à la matière et ne voulant accepter pour exacts que les faits qu'il peut expliquer, raisonne sans observer les lois qui régissent l'organisme vivant et les actes de cet organisme. Cette liberté de la pensée, qui s'affranchit si bien de l'esprit d'observation, n'est que le vagabondage de la pensée.

L'analogie qui existe entre les doctrines professées par les médecins de la décadence romaine et celles des médecins de notre époque, est, comme je l'ai dit plus haut, frappante ; à ces deux époques, les doctrines philosophiques ont été matérialistes, et les doctrines médicales, en général solidistes. A quoi cela a-t-il tenu? Bordeu disait que le luxe, le grand monde, l'orgueil des sciences, la pompe des arts dénaturaient la médecine, et il avait, selon moi, parfaitement raison. Il est certainement permis à l'homme de rechercher le bien-être, c'est même souvent son devoir; mais lorsqu'un peuple devenu riche remplace le culte du vrai et du beau par le culte de l'or, lorsqu'il s'attache surtout aux plaisirs des sens, lorsqu'en un mot, ses regards sont constamment portés sur la matière, il perd totalement de vue l'étude de la nature qui, pour lui, semble ne plus exister, et c'est alors qu'en tout il tombe dans l'erreur.

De même que les grands siècles, dont j'ai parlé plus haut, ont été grands, parce qu'ils étaient dans le vrai; c'est-à-dire parce qu'ils appréciaient les choses telles qu'elles sont; de même les peuples tombent dans la décadence, quand, abandonnant la voie de la nature, seule source du vrai, ils ne veulent plus croire qu'à l'infaillibilité de leur raison. C'est l'orgueil des savants qui les porte à créer des théories plus ou moins ingénieuses dont ils sont si fiers; ils se figurent qu'avec leur raisonnement et la science, ils peuvent résoudre tous les problèmes qu'il est donné à l'homme de connaître; mais l'orgueil et le vrai savoir ne sauraient jamais marcher ensemble; et, si je faisais allusion à une parole divine, je dirais : bien heureux sont les humbles d'esprit, parce qu'il leur appartient de se rapprocher le plus de la vérité. La science et la raison seules ne suffisent pas; n'en aurait-on pour preuves que les nombreux systèmes, qui, après avoir jeté un vif éclat, ont été bien vite abandonnés. Le praticien vraiment digne de ce nom est celui qui, inclinant sa raison devant les faits même inexplicables mais bien constatés, et qui, se laissant guider par la nature, cette bonne mère qui a tout prévu, non-seulement la suit pas à pas, mais encore étudie ses besoins et les procédés qu'elle emploie pour se débarrasser de la maladie, afin de l'aider à arriver à son but, restant toujours le très humble serviteur de cette souveraine maîtresse. Toute doctrine médicale, en effet, qui n'a pas pour base l'observation, est une doctrine sans valeur pour les malades.

Je termine en disant avec Hippocrate « que le » moyen de trouver ce qui manque à la méde- » cine, c'est qu'on en fasse la recherche, tâchant » d'arriver à ce qui est inconnu par ce qui est

» connu ; tout homme, dit-il, qui rejette les règles » approuvées et qui, prenant un chemin nou- » veau, se vante d'avoir découvert quelque chose » dans l'art, se trompe lui-même et trompe les » autres ». Dans ce travail, je ne me départirai pas de ces sages conseils, et je me servirai principalement de l'observation et de l'expérience, comme base de raisonnement, pour étudier la physiologie pathologique du rhumatisme.

NOUVELLE THÉORIE

DU

RHUMATISME

Toute la médecine est dans l'obsèrvation. »

BAGLIVI.

PREMIÈRE PARTIE

HISTORIQUE

Avant d'étudier la physiologie pathologique du rhumatisme, il est bon de rechercher quelle a été, aux différentes époques de l'histoire de la médecine, la signification de ce mot.

Chez les Grecs les mots κάταρρος, ρευμα, ρευματιςμος étaient synonymes, ils dérivaient tous du mot ρεω qui signifie couler, et désignaient un mouvement fluxionnaire ordinairement suivi d'une hyperexhalation ou d'une hypersécrétion. Ce mouvement fluxionnaire qui, pour les Grecs, résultait soit de l'action du froid, soit d'une affection humorale quelconque, partait de la tête pour se répandre dans les différentes parties du corps, entre autres au nez, aux yeux, aux

oreilles, aux poumons, aux articulations où il provoque l'arthritis ; c'est-à-dire que l'arthritis était une des formes de l'affection catarrhale ou rhumatismale. Les Grecs appelaient arthritis ce que nous appelons rhumatisme. Par conséquent, cette maladie a été décrite dès la plus haute antiquité. Pour moi, il n'y a, à cet égard, aucun doute ; je n'ai qu'à reproduire les lignes suivantes extraites des œuvres d'Hippocrate. « L'arthritis est une ma-
» ladie avec fièvre, qui attaque les articulations ;
» elle est aiguë avec des douleurs, tantôt plus
» fortes, tantôt plus faibles, qui se communiquent
» alternativement d'une partie à une autre. Cette
» maladie vient de la bile et de la pituite mises en
» mouvement qui se portent sur les articulations.
» Elle est courte et aiguë. Les jeunes gens y sont
» ordinairement plus sujets que les vieillards. »
Impossible de s'y méprendre ; c'est bien le rhumatisme articulaire aigu dont veut parler Hippocrate.

Le père de la médecine ne confond pas le rhumatisme avec la goutte, qu'il décrit ainsi : « La
» podagre est la plus violente des maladies des
» articulations ; elle est aussi la plus longue et la
» plus difficile à guérir. En général la podagre est
» très opiniâtre et fort douloureuse ». Et plus loin :

» Les vieillards atteints de podagre, qui ont des » tophus aux articulations, qui mènent une vie » continuellement douloureuse, ne peuvent abso- » lument guérir, du moins par aucun moyen » humain que je connaisse ». Je pourrais produire d'autres citations, mais celles-ci suffisent pour établir qu'Hippocrate a reconnu et décrit le rhumatisme, et qu'il a distingué cette affection de la goutte. Je dis plus : il a distingué le rhumatisme articulaire aigu de la plupart des arthrites. Ainsi, au traité des articles, il s'étend longuement sur les complications des traumatismes et des luxations. Il parle des inflammations des articles consécutives aux traumatismes sans établir la moindre analogie avec l'arthritis.

Celse, Arétée, et tous les médecins qui les suivirent n'ont rien dit qui ait pu faire avancer l'étude du rhumatisme.

Après les invasions des Barbares, les ténèbres épaisses qui couvrirent, pendant plus de mille ans, presque tout l'ancien monde civilisé, firent reculer de beaucoup les sciences médicales. Au seizième siècle encore où l'on commençait cependant à sortir de ces ténèbres, les Paracelsistes confondaient sous le nom d'arthritis toutes les maladies inflammatoires des articulations, faisant de la goutte une des variétés de l'arthritis, et désignant les inflammations articulaires suivant l'articulation prise. Ainsi ils appelaient les douleurs articulaires de l'épine *rachidagra*, des épaules *omagra*, des clavicules *cleisagra*, des mains *chiragra*, des pieds *podagra*; etc. Pour les paracelsistes l'arthritis était due à la présence dans le sang d'un sel qu'ils désignaient sous le nom de tartareux.

Peu de temps après, vers le milieu du seizième siècle, un illustre médecin Français, grand admirateur d'Hippocrate, Baillou, revenant aux saines doctrines du père de la médecine, distingua les maladies fluxionnaires des autres inflammations des articulations et emprunta à l'École grecque le mot de rhumatisme pour désigner exclusivement l'affection qui porte ce nom aujourd'hui, réservant le nom de catarrhe pour exprimer l'ensemble des maladies fluxionnaires. Baillou établit également le diagnostic différentiel de la goutte et du rhumatisme.

Quelques années plus tard, un autre médecin Français, Lazare Rivière, fit faire un pas de plus à l'étude du rhumatisme. Il désigna les articulations, les muscles, le périoste, toute l'habitude du corps, et même l'estomac, la matrice, le poumon, comme pouvant être le siége du rhumatisme. Pour Rivière « la cause du rhumatisme est une humeur séreuse qui n'élève pas les parties à tumeur, ne provoque pas de suppuration, mais seulement une certaine disposition à l'inflammation. Ces humeurs séreuses sont douées d'une grande acrimonie qui irrite les parties sur lesquelles elles sont transportées. » Dans cette manière d'envisager la nature de la maladie, Rivière me paraît, comme je le démontrerai, s'être beaucoup rapproché de la vérité.

Lazare Rivière fait aussi le diagnostic différentiel des douleurs rhumatismales avec la goutte, et les douleurs syphilitiques.

Le grand Sydenham, qui écrivit quelques années après Rivière, reconnut le froid comme la cause unique du rhumatisme et distingua aussi cette maladie de la goutte dont il fit une description excellente. Sydenham croyait à un principe rhumatismal qui se portait d'une articulation à une autre et y déterminait des accidents inflammatoires.

Après Sydenham, jusque vers la fin du dix-huitième siècle, presque tous les médecins adoptèrent les idées du médecin anglais ou celles de

Rivière. A peu près tous croyaient à un principe rhumatismal qui se portait sur les articulations, et qui, par son action irritante, y produisait des accidents inflammatoires.

Mais vers la fin du dix-huitième siècle la philosophie inclinant vers le matérialisme, la médecine se lança dans les voies du solidisme, et il ne fut plus alors question de principe rhumatismal, ni de mouvement fluxionnaire ; on ne vit plus que les accidents locaux, les accidents inflammatoires, et le rhumatisme ne fut plus qu'une maladie inflammatoire type.

L'école de Montpellier, cependant, continuant la tradition de l'école de Cos et des médecins naturistes du dix-septième siècle et de la plus grande partie du dix-huitième, regardait, il y a peu de temps encore, le rhumatisme comme une maladie fluxionnaire, et comme une des formes de l'affection catarrhale.

DEUXIÈME PARTIE

PATHOLOGIE GÉNÉRALE

CHAPITRE Ier

Quelques considérations générales sur la maladie.

Sénèque a dit : « O homme ! si tu meurs, ce » n'est pas que tu sois malade, mais bien parce » que tu es en vie, c'est une calamité qui te » menace, même lorsque tu jouis de la plus par- » faite santé. » Si le philosophe a parlé ainsi, le médecin peut dire : « O homme ! si tu es malade, c'est que tu es en vie. »

Il n'y a, en effet, que les êtres vivants qui puissent être malades : nous ne trouvons la maladie que dans le règne animal et dans le règne végétal ; jamais dans les corps inorganiques. En faisant observer qu'il n'y a que les corps vivants qui soient susceptibles de maladie, je ne veux pas dire, avec l'école de Barthez, que les états morbides soient dus à un trouble vital. La vie, comme toutes les lois de la nature, est immuable ; c'est un principe immatériel, incapable de subir une altération quelconque. La vie est une force qui entretient, chez les êtres organisés, le mouvement fonctionnel, et les fonctions sont les véritables agents dont elle se sert pour exercer son action sur la matière organisée. Les fonctions servent donc d'intermédiaires entre la vie et la matière.

Il y a dans l'homme, outre la force vitale, et le sens intime, ou l'âme, l'agrégat matériel et les fonctions.

L'agrégat matériel, lui-même, se compose de solides et de liquides ou humeurs.

Toutes les maladies ont pour origine, soit une altération primitive des solides, soit une altération primitive des liquides, soit un trouble fonctionnel.

Les solidistes qui prétendent que toutes les maladies proviennent d'une altération primitive des solides, et les humoristes qui croient que toutes les maladies résultent d'une altération primitive des humeurs, sont, par leur exclusivisme, également dans l'erreur.

Si, souvent, la cause initiale des maladies se trouve dans une altération primitive des solides ou des liquides, bien plus souvent encore elle se trouve dans un trouble fonctionnel.

Les perturbations fonctionnelles, en effet, jouent le plus grand rôle en pathogénie, et cela est si vrai, que les êtres organisés sont, en tenant compte de leur manière de vivre, d'autant plus prédisposés aux maladies, que les fonctions de leur organisme sont plus nombreuses et plus parfaites : c'est pour cela que les plantes et les animaux inférieurs sont sujets à un moins grand nombre d'affections que les animaux placés en tête de l'échelle animale.

Les fonctions peuvent donner lieu à des accidents morbides, soit par exagération, soit par ralentissement, soit par suppression, soit que les produits des secrétions et des exhalations servent de véhicule à un principe morbide, soit par altération des produits des sécrétions, des exhalations, etc.

Ce que je viens d'exposer, en quelques mots, avait pour but d'établir, non-seulement qu'un trouble vital, comme le voulait l'école de Barthez, n'est pour rien, comme phénomène initial, dans l'affection dont nous allons nous occuper, mais encore que les fonctions jouent dans la plupart des maladies le rôle le plus important.

En disant que la maladie ne peut être provoquée par un trouble vital, je ne veux pas dire que la vie reste étrangère, au point de vue pathologique, à ce qui se passe dans l'économie; son action, au contraire, est très importante et règle la marche des maladies ; car c'est la vie, qui sous le nom de nature, préside aux phénomènes pathologiques, comme aux phénomènes physiologiques. Aussi, je ne comprendrais pas le travail pathologique le plus léger en dehors de la vie et des fonctions, sans lesquelles l'altération primitive des solides et des liquides resterait sans autre effet que la lésion primitive. Ainsi, par exemple, une contusion faite à un cadavre ne peut être suivie d'aucun travail pathologique ; si, au contraire, cette contusion arrive à un être vivant et amène une eschare, il se produira une inflammation éliminatrice qui aura pour agent la vie et les fonctions. Je pourrais multiplier les exemples, mais il faudrait pour cela donner à mon travail une trop grande extension. Je dirai toute ma pensée, à ce sujet, dans un ouvrage que je me propose de publier plus tard. Je ne veux, pour le moment, que fixer l'attention sur la vie et ses fonctions dont nous parlerons beaucoup dans le cours de cet ouvrage.

CHAPITRE II

Impressions morales et physiques, causes de troubles fonctionnels.

Je viens de dire combien, en pathogénie, est important le rôle que jouent les fonctions ; soit que la nature se serve d'elles pour opérer les crises favorables au rétablissement de la santé, soit que les fonctions impressionnées, troublées par un agent quelconque, deviennent l'origine d'une affection. Il n'est pas un médecin qui n'observe, tous les jours, des maladies dues à des troubles fonctionnels.

Les causes de ces troubles, que je n'ai pas à énumérer ici, sont nombreuses ; mais, parmi ces causes, je dois signaler celles qui nous intéressent le plus, au point de vue du sujet que nous traitons ; je veux parler des impressions.

Tous les jours, en effet, ne voyons-nous pas une impression morale arrêter les règles ou provoquer une métrorrhagie, amener des congestions ou des apoplexies ? La peur ne fait-elle pas abondamment uriner, ne peut-elle pas provoquer la diarrhée ? le chagrin ne détermine-t-il pas des troubles profonds dans le système nerveux, n'arrête-t-il pas l'appétit ? Tout ce que je viens de rapporter est connu de tous les médecins.

Bien plus encore que les impressions morales, les impressions physiques sont la source de nos maux : mais, parmi les impressions physiques, celles résultant du froid, provoquent le plus grand nombre d'affections que le praticien est appelé à traiter. L'impression de froid, comme les impressions morales, peut troubler presque toutes les fonctions, mais celles surtout qui subissent son action sont les fonctions de la peau, sueur ou transpiration insensible. C'est au ralentissement ou à la suppression de cette dernière fonction par le froid, que sont dues les maladies catarrhales dont le rhumatisme fait partie.

CHAPITRE III

Du rôle important que jouent dans l'économie les fonctions de sécrétion et d'exhalation, et en particulier les fonctions excrémentitielles.

Avant d'aborder l'étude des maladies catarrhales et du rhumatisme en particulier, je dois m'arrêter à quelques considérations sur les fonctions excrémentitielles.

L'acte de la nutrition comprend deux actions : celle de composition et celle de décomposition. Par la première, chaque tissu s'assimile une portion du sang artériel qui le pénètre, et par la deuxième, tous les organes se débarrassent des matériaux usés qui avaient servi à les former et qui cèdent leur place aux matériaux nouveaux apportés par l'assimilation.

Le mouvement de décomposition s'opère par des fonctions de sécrétion et d'exhalation. Ces fonctions sont de trois ordres :

1° Celles qui fournissent des liquides seulement récrémentitiels, c'est-à-dire qui, une fois exhalés, après avoir rempli le but qui leur était assigné, rentrent de nouveau dans le torrent circulatoire, comme les liquides séreux des plèvres, de l'arachnoïde, du péricarde, de la tunique vaginale, du péritoine, des bourses séreuses, des synoviales tendineuses ou articulaires et du tissu cellulaire;

2° Celles qui fournissent des humeurs qui ne sont rejetées qu'après avoir rempli divers usages dans l'économie, comme le mucus, les larmes, la salive, la bile;

3° Enfin, celles qui fournissent des liquides exclusivement excrémentitiels, comme l'urine et les produits de la sueur et de la transpiration insensible.

C'est par ces deux dernières fonctions que l'économie rejette au dehors la presque totalité des matières solides, liquides ou gazeuses, qui sont devenues superflues, inutiles, impropres à la nutrition, et qui ne peuvent plus servir à l'entretien de la vie.

Toutes les fonctions de la vie organique ou nutritive ont pour but la conservation de l'individu; ce sont, comme le dit Richerand, ses moyens d'existence. Mais si l'action d'assimilation est utile, l'action d'élimination ne l'est pas moins; il est même d'une absolue nécessité que ce travail d'élimination se fasse. Quand la nature a un but, il faut qu'il soit atteint, sinon la maladie ou la mort deviennent inévitables; et, cela est si vrai, que, si un obstacle insurmontable à son accomplissement se produisait, ce serait la mort à bref délai. On sait très bien, en effet, que si, après avoir tondu un animal, on recouvre sa peau d'un vernis épais et siccatif, l'animal ne vit que de six à douze heures. Cet exemple prouve, non-seulement, ce que je viens d'avancer, mais encore l'absolue nécessité des fonctions de la peau. Ce travail excrétif est si nécessaire, que, pour conjurer les accidents trop fréquents qui résulteraient de la rétention dans la trame des tissus des éléments qui sont destinés à être chassés au dehors, le grand Ordonnateur de toutes choses, dans son admirable sagesse, a donné à l'organisme plusieurs voies pour opérer ce travail d'élimination; car, s'il n'en existait qu'une, et si les matières destinées à être éliminées par la peau, par exemple, ne pouvaient l'être que par elle, l'organisme serait dans un état de souffrance presque permanent, les fonctions de la peau étant très fréquemment troublées par les influences atmosphériques. Mais il y a, à côté des fonctions de la peau, une autre fonction excrémentitielle presqu'aussi importante, c'est la sécrétion urinaire.

Comme je l'ai dit plus haut, la peau et les reins rejettent au dehors la presque totalité des résidus de l'économie, et ces deux organes se suppléent mutuellement. Ainsi lorsque, sous l'influence d'une basse température, la sueur et la transpiration insensible diminuent, la sécrétion urinaire augmente ; lorsqu'au contraire, pendant les chaleurs de l'été, ou lorsque le corps se livre à un travail inaccoutumé, la transpiration est abondante, les urines deviennent plus rares ; peu importe à l'économie que le travail d'élimination se fasse plus ou moins par la transpiration ou par les urines, pourvu qu'il se fasse ; et ce travail se fait sans trouble pour la santé parce qu'il se fait selon les voies naturelles. Si l'inverse se produit, c'est-à-dire, si sous l'influence d'impressions morales ou d'un état pathologique, comme le diabète, la sécrétion urinaire augmente dans des proportions considérables, la peau devient sèche, aride, etc.

Ce concours mutuel, que se prêtent les fonctions de la peau et la sécrétion urinaire, n'appartient pas exclusivement à la peau et aux reins ;

il en est ainsi pour la plupart des autres fonctions d'exhalation et de sécrétion. Voici des exemples : si, chez une femme, l'exhalation sanguine des règles s'arrête brusquement, une hémorrhagie supplémentaire peut se produire, sans trouble pour la santé. Chez un homme habitué à un flux hémorrhoïdal abondant, si ce flux cesse de paraître, une épistaxis peut se produire et le soulager, etc. Ce qui revient à dire que, quand l'économie ne peut, par une sécrétion ou une exhalation, arriver au résultat qu'elle se propose, ses efforts se portent vers d'autres organes sécréteurs ou exhalants. Car si, dans la véritable acception du mot, la nature n'est pas intelligente, elle est une, comme l'homme moral ; elle a ses vues, et elle se sert de tous ses agents fonctionnels pour atteindre son but : la conservation de l'individu ; de telle sorte, que la loi suivante ne peut être contestée :

Lorsqu'une exhalation ou une sécrétion diminue dans un point de l'organisme, elle augmente dans un autre et vice-versâ.

C'est cette même loi que quelques auteurs ont voulu désigner, improprement, selon moi, sous le nom d'antagonisme des sécrétions ; car il n'y a pas d'antagonisme, là où il y a concours mutuel ; je préfère, et j'adopte le mot, qui a aussi été employé, de mouvement de bascule.

Ce mouvement de bascule ne se fait pas au hasard ; les fonctions de sécrétion et d'exhalation se suppléent en raison directe de l'analogie de leurs produits, et aussi du rôle qu'elles ont à jouer dans l'économie.

L'organe cutané et les reins se suppléent plus particulièrement : 1° parce que la sueur et la transpiration insensible ont, au point de vue de la composition, beaucoup d'analogie avec l'urine ; 2° parce que l'organe cutané et les reins concourent au même but, jouent le même rôle dans l'économie, c'est-à-dire, chassent de l'organisme ce qui ne peut plus servir à la nutrition.

De même, les règles ou les hémorrhoïdes alterneront surtout avec des hémorrhagies supplémentaires, toujours par les mêmes motifs.

Comme je l'ai dit plus haut, les fonctions d'exhalation et de sécrétion se suppléent en raison directe de l'analogie de leurs produits, et aussi du rôle qu'elles ont à jouer dans l'économie, ce qui revient à dire qu'elles tendent d'autant moins à se suppléer que la nature de leurs produits diffère davantage.

Dans ce cas, lors même que les fonctions d'exhalation et de sécrétion n'ont entre elles que peu de rapport, elles peuvent encore quelquefois se remplacer, tellement le grand Ordonnateur de toutes choses a voulu réserver à l'économie de moyens pour éviter la maladie ; je citerai, entre autres exemples, que des sueurs abondantes remplacent souvent les règles, chez la femme, à l'époque de la ménopause. S'il est vrai que l'exhalation sanguine des règles n'a pas d'analogie avec la sueur, il est vrai aussi que l'écoulement menstruel et la sueur tendent à un but commun, celui d'éliminer de l'économie des matières nuisibles ou inutiles.

J'ai choisi cet exemple, parmi tant d'autres, parce que, dans l'ordre physiologique, c'est le plus frappant et celui qui, dans la pratique, est le plus fréquemment observé.

Ayant parlé, plusieurs fois, des règles, comme d'une fonction excrémentitielle, je dois aller au devant d'une objection qui pourrait m'être faite : *Les règles ne sont pas une excrétion, elles ne sont que le résultat de l'ovulation*. Il est très vrai, en effet, que les règles sont déterminées par l'ovulation, mais il n'en est pas moins vrai aussi, qu'elles ne sont pas une affaire purement locale, qu'elles se font avec le consentement de toute l'économie, et qu'elles sont un besoin pour l'organisme entier ; et la preuve, c'est que les phénomènes congestifs ne se bornent pas à l'ovaire ; l'utérus se congestionne lui-même, les artères du bassin battent avec plus de force, les seins se gonflent, la plupart des grandes fonctions de l'organisme sont plus ou moins troublées ; enfin, et c'est là le plus essentiel, si les règles s'arrêtent brusquement, elles sont souvent remplacées par des hémorrhagies supplémentaires. Il existe donc, chez la femme, au moment de l'époque cataméniale, un besoin impérieux d'un allégement à la masse sanguine ; et, par conséquent, je suis autorisé à dire que les règles constituent une excrétion par laquelle l'économie rejette au dehors, sinon des matières qui lui sont nuisibles, au moins des matières inutiles.

Ce qui précède appartient au domaine physiologique, car nous n'avons parlé que des cas où le mouvement de bascule s'accomplit entre les différentes fonctions selon les vues de la nature et se fait sans troubler la santé.

Maintenant, nous allons passer dans le domaine de la pathologie, et nous verrons ce même mouvement de bascule, se faisant en dehors des voies naturelles, entraîner la maladie.

CHAPITRE IV

Des mouvements fluxionnaires en général.

Je viens de dire combien est important le rôle que jouent les fonctions excrémentitielles, qui sont les véritables émonctoires de l'économie.

Nous avons vu que la nature fait un continuel effort pour se débarrasser des matières superflues, nuisibles, impropres à la nutrition ou à l'entretien de la vie, et que c'est par ces fonctions qu'elle peut atteindre ce but. Nous avons vu aussi que plusieurs voies lui sont offertes, et que si l'une d'elles vient à ne plus lui suffire, elle peut s'adresser à une autre sans trouble pour la santé.

Nous avons dit, enfin, que ce mouvement de bascule des fonctions d'exhalation et de sécrétion constituait dans l'état physiologique une loi : c'est de cette même loi que naissent les accidents pathologiques dont nous allons nous occuper.

Les lois de la vie, en effet, jouent un tel rôle dans l'économie qu'elles ne restent jamais étrangères, pas plus aux actes physiologiques, qu'aux phénomènes pathologiques, qui s'accomplissent dans l'organisme ; et tous ces actes, tous ces phénomènes sont réglés par les mêmes lois. C'est ce qui a été dit, en excellents termes, par le savant et regretté doyen de la Faculté de médecine de Bordeaux, H. Gintrac : « Rien, dit-il, dans » la nature, n'est imprévu ou abandonné au hasard; » tout a sa cause, sa raison d'existence ; y aurait- » il exception pour l'économie humaine ? évidem- » ment non. Les phénomènes pathologiques sont » réglés par des lois comme les phénomènes phy- » siologiques ; ces lois sont, au fond, les mêmes, et » presque toujours elles sont susceptibles d'être » prévues, établies, calculées même, autant du » moins que peut le comporter une science de la » nature de la médecine. » (1.)

J'ai reproduit ces paroles d'Henri Gintrac, parce que je n'aurais pas su, moi-même, si bien exprimer ma pensée : oui, presque toute la physiologie pathologique des maladies catarrhales est dans ces quelques lignes.

(1) *Congrès médical de Bordeaux.*

Après avoir étudié, au point de vue physiologique, cette loi de bascule des fonctions de sécrétion et d'exhalation, étudions-la au point de vue pathologique.

L'ordre merveilleux dans lequel s'accomplissent les fonctions de l'économie vivante est souvent troublé ; de ces troubles résultent un grand nombre de maladies, et c'est de quelques-uns d'entre eux que nous allons nous occuper.

Les excrétions de l'organisme sont accidentelles ou permanentes.

1° Elles sont accidentelles, lorsqu'il existe dans l'économie un besoin impérieux d'une évacuation nécessitée par un état passager, comme celui qui résulte de la pléthore, etc.

2° Elles sont permanentes, lorsqu'elles sont le produit de fonctions continuellement nécessaires à l'entretien de la vie, comme les fonctions urinaires, et les fonctions de la peau.

Il peut arriver, dans le premier cas, que l'évacuation nécessaire ne se fasse pas par les voies qui lui sont naturellement offertes, comme les fosses nasales, les veines hémorrhoïdales, etc., et tende à s'opérer, ou s'opère par des voies non naturelles ; de même aussi, dans le deuxième cas, il arrive que, lorsque l'excrétion naturelle se ralentit, ou s'arrête, la nature, qui fait un continuel effort pour se débarrasser des principes qu'elle doit éliminer, s'adresse, pour arriver à son but, à d'autres organes qui ne sont pas destinés à remplir un rôle excréteur.

Là, est l'origine de ce qu'on appelle un mouvement fluxionnaire pathologique.

Mais, avant d'aller plus loin dans l'étude de ce genre de mouvement fluxionnaire, je dois dire quelques mots du mouvement fluxionnaire en général.

Qu'est-ce donc qu'un mouvement fluxionnaire en général ?

C'est un effort excrétif, c'est-à-dire, un mouvement de l'économie qui, en vue d'une évacuation, porte, avec plus de force qu'à l'état normal, sur un organe, le sang ou les autres matériaux nécessaires à cette évacuation ; et cela, en suivant l'ordre de la nature, ou en dehors des voïes naturelles.

De là deux formes principales de mouvements fluxionnaires.

1° Ceux qui sont physiologiques, c'est-à-dire, qui se font selon l'ordre de la nature, par exemple, l'afflux du sang vers l'utérus, pour fournir à l'écoulement menstruel ;

2° Ceux qui sont pathologiques, c'est-à-dire, qui se font en dehors des voies naturelles. Ce sont ceux dont nous allons spécialement nous occuper.

Il existe aussi des mouvements fluxionnaires, qui tiennent des physiologiques, en cela qu'ils se font selon l'ordre de la nature, c'est-à-dire, par les voies naturelles et qui tiennent aussi des pathologiques, en ce qu'ils se produisent dans le cours d'une maladie, et ordinairement la terminent. Je veux parler des mouvements fluxionnaires critiques.

L'arrivée du sang vers un organe ne suffit pas pour constituer un mouvement fluxionnaire sanguin, car ce serait alors un mouvement fluxionnaire perpétuel et général dans l'organisme, puisque le sang se distribue dans toute l'économie, pour fournir les matériaux nécessaires aux sécrétions et aux exhalations.

Il faut, comme je l'ai dit plus haut, que le sang soit porté vers les organes avec plus de force qu'à l'état normal ; il faut, en un mot, qu'il y aît un effort de la nature, et que cet effort soit fait en vue d'une évacuation. La congestion active n'est que la résultante du mouvement fluxionnaire sanguin et ne le constitue pas à elle seule, comme le prétend l'école moderne. Je le prouverai un peu plus loin. Quant à la congestion passive, elle n'a rien à voir avec les mouvements fluxionnaires.

CHAPITRE V

Des mouvements fluxionnaires pathologiques en général.

Qu'est-ce qu'un mouvement fluxionnaire pathologique ?

C'est un effort de la nature, en vue d'une évacuation que l'économie, ne faisant pas par les voies naturelles, cherche à accomplir par une voie qui ne l'est pas. Il y a donc, dans le mouvement fluxionnaire pathologique, erreur de lieu, c'est-à-dire que, dans la pléthore par exemple, l'effort excrétif, au lieu de se porter sur des organes où l'évacuation puisse se faire sans trouble pour la santé, comme les fosses nasales ou les veines hémorrhoïdales, se portera sur les parenchymes, tels que le cerveau ou d'autres organes importants à la vie.

Si ce sont les fonctions de la peau qui sont trop longtemps ralenties ou trop brusquement arrêtées, et si la sécrétion urinaire ne suffit pas pour suppléer au défaut d'exhalation cutanée, la nature, faisant un continuel effort pour arriver à l'élimination nécessaire, s'adressera, pour opérer ce travail, à d'autres organes qui ne sont pas destinés à un rôle excréteur.

Ce travail d'élimination, quoique se faisant en dehors des voies naturelles, ne se fixera pas indifféremment sur tous les tissus ; la nature ne choisit pas le premier venu pour chercher à opérer l'évacuation qu'elle a en vue ; elle procède, au point de vue pathologique, comme au point de vue physiologique, en observant une loi que nous avons citée plus haut, et dont nous allons rappeler les termes :

Les fonctions d'exhalation et de sécrétion se suppléent en raison directe de l'analogie de leurs produits, et aussi du rôle qu'elles jouent dans l'économie.

L'observation, en effet, vient démontrer que,

le plus ordinairement, la nature du mouvement fluxionnaire résulte de la nature même de l'excrétion que l'économie a en vue d'accomplir, ou de celle qui a été arrêtée, c'est-à-dire, qu'une exhalation sanguine ralentie ou supprimée, ou le besoin d'une excrétion sanguine, donnera lieu le plus ordinairement à un mouvement fluxionnaire sanguin, et qu'une exhalation séreuse supprimée provoquera presque toujours un mouvement fluxionnaire séreux ou séro-muqueux. Je dis presque toujours et non toujours, parce qu'il peut se produire, dans le domaine pathologique, ce qui arrive dans l'ordre physiologique, c'est-à-dire, qu'une exhalation sanguine ralentie ou supprimée, ou le besoin d'une excrétion sanguine, pourra, dans quelques cas rares, amener un mouvement fluxionnaire séreux ou séro-muqueux, comme, par exemple, la diarrhée séro-muqueuse chez une femme dont les règles se sont supprimées; et qu'une exhalation séreuse arrêtée pourra déterminer, dans des cas rares aussi, des mouvements fluxionnaires sanguins. Je n'ai pas besoin de répéter ici la raison de ces faits, ce que j'ai dit, plus haut, me paraissant suffire.

CHAPITRE VI

Des mouvements fluxionnaires sanguins pathologiques.

Bien que cette forme de mouvements fluxionnaires n'appartienne pas au sujet que je traite, je crois néanmoins utile d'en dire quelques mots, parce que, ce qui se passe dans le système circulatoire tombant plus facilement sous nos sens que ce qui se passe dans les systèmes muqueux et séreux, j'y trouverai des exemples plus frappants pour mieux faire saisir ma pensée sur le mode de production des mouvements fluxionnaires.

Dans le système sanguin, il existe, physiologiquement chez les uns, accidentellement chez d'autres, un besoin impérieux d'excrétion. Quand la pléthore, par exemple, ou tout autre état de ce système exige une déplétion, la nature, dans sa sage prévoyance, a fourni à l'économie plusieurs voies pour la débarrasser, et maintenir l'équilibre dans l'économie vivante : ces voies sont nombreuses ; par l'utérus, les règles ; par les veines hémorrhoïdales, les flux hémorrhoïdaux ; par certaines muqueuses, les hémorrhagies déplétives, ou constitutionnelles, etc. Tous ces flux sanguins, s'ils restent dans les limites voulues, sont tellement utiles, que les hémorrhagies habituelles, loin d'affaiblir l'organisme, le rendent plus dispos ; tandis que la phlébotomie, qui n'est pas naturelle, ou toute autre hémorrhagie accidentelle, abat les forces.

Pour le maintien de la santé, il est d'une absolue nécessité que ce travail d'excrétion s'accomplisse, que ce besoin de déplétion soit satisfait.

Aussi, lorsqu'une hémorrhagie habituelle n'a pas lieu, ou bien encore lorsque, sous l'influence de la pléthore, ou de toute autre cause, il se manifeste dans l'économie un besoin impérieux d'un allégement à la masse sanguine, il se produit, le plus ordinairement, un effort hémorrhagique, autrement dit, un mouvement fluxionnaire sanguin. Cet allégement peut se réaliser, soit par les voies naturelles si l'effort se reporte sur les organes qui sont habituellement le siége de l'hémorrhagie constitutionnelle, soit en dehors des voies naturelles, si le mouvement fluxionnaire sanguin se porte sur des tissus qui ne sont pas destinés par la nature à fournir cette excrétion sanguine ; dans ce dernier cas, il pourra arriver de deux choses l'une, ou l'effort excrétif se portera sur des tissus qui offrent une surface propre à favoriser l'excrétion du sang, et il y aura alors une hémorrhagie supplémentaire, ainsi une hémoptysie à la suite de la suppression des règles ; ou bien il se portera sur un organe, comme le cerveau, par exemple, où il ne peut arriver au but désiré, c'est-à-dire, à une évacuation réelle. Dans ce dernier cas, l'effort hémorrhagique (*molimen hemorrhagicum*) devient l'acte spécial de la congestion, parce que, l'évacuation sanguine, objet réel, but unique, en vue duquel s'est produit l'effort éliminatoire, n'a pu avoir lieu ; alors, quelquefois il arrive, quand la réplétion des vaisseaux est trop considérable, que ceux-ci se rompent, et qu'il y a apoplexie.

Aussi, le médecin doit-il être très circonspect en face d'une hémorrhagie habituelle, car si elle se supprime trop brusquement, ou si on l'arrête intempestivement, on doit s'attendre à des accidents graves, à des mouvements fluxionnaires sanguins vers des organes plus ou moins importants, et à des maladies plus graves que l'évacuation arrêtée. Je vais citer une observation à l'appui de ce qui précède :

Mme L..., âgée de soixante-dix ans environ, était, depuis quelques années, sujette à une épistaxis se produisant plusieurs fois dans l'année; il arriva qu'une de ces épistaxis fut tellement abondante que le pouls devint petit, la peau froide, et que la malade excessivement pâle commençait à éprouver des lipothymies. Pressé par la plupart des personnes qui l'entouraient, et étant très effrayé moi-même de l'abondance de cette évacuation sanguine, je n'hésitai plus à agir; mais tous les moyens hémostatiques auxquels j'eus recours ne m'ayant pas réussi, je m'adressai à la sonde de Belloc, et j'arrêtai l'hémorrhagie. Je laissai, alors, la malade; mais à peine étais-je sorti, que l'on courait après moi ; elle venait d'être frappée d'une apoplexie cérébrale dont elle ne mourut pas, mais qui la laissa hémiplégique ; j'arrivai immédiatement, j'arrachai les tampons, le sang coula de nouveau, et après l'avoir laissé couler un certain temps, je l'arrêtai facilement avec des injections astringentes dans les fosses nasales.

Par cette hémorrhagie, l'économie opérait le travail de déplétion qui lui était nécessaire, lorsque cette évacuation sanguine, que tout faisait supposer comme ayant été déjà trop abondante a été brusquement arrêtée ; or, comme la déplétion n'avait, sans doute, pas été suffisante, la nature, continuant son effort excrétif, le porta sur un autre organe, sur le cerveau.

L'histoire de ce fait présente un exemple frappant de mouvement fluxionnaire sanguin pathologique, et nous démontre combien il est vrai que la nature tend à arriver à son but par une voie ou par une autre. Ce fait nous montre aussi la nature faisant un continuel effort pour se débarrasser, et se trompant de voie, en portant cet effort sur des tissus qui n'offraient pas, au système sanguin, de surface pour opérer l'évacuation nécessaire.

L'observation que je viens de rapporter remonte aux premières années de ma carrière médicale, et j'avoue qu'elle a provoqué, chez moi, de nombreuses réflexions. Depuis cette époque, je me garde bien de me hâter, quand il s'agit d'arrêter, chez les vieillards, une hémorrhagie, si cette hémorrhagie est active, c'est-à-dire, si elle est le résultat d'un effort excrétif ; ce que l'on reconnaît ordinairement aux prodromes. Quand il s'agit d'une épistaxis, par exemple, je conseille, si l'hémorrhagie est persistante, les sangsues à l'anus, ce dont je me suis toujours très-bien trouvé, car j'ai vu souvent des hémorrhagies très abondantes et très persistantes s'arrêter, comme par enchantement, à la suite de l'emploi de ce moyen. En agissant ainsi, je ne contrarie jamais la nature dans ses vues; je ne fais que combattre un désordre fonctionnel, en rappelant le sang vers le cercle inférieur. C'était là d'ailleurs, autrefois, la manière d'agir des grands praticiens, qui, tous ou presque tous, avaient, dans ces cas, recours aux émissions sanguines.

Les faits, venant à l'appui de ce que je soutiens, sont très nombreux dans la pratique; je ne vois pas l'utilité d'en rapporter d'autres. Celui que je viens d'exposer suffit pour bien faire saisir ma pensée.

Mais cet acte de l'économie vivante qui, pour arriver à son but, porte son effort, tantôt sur un organe, tantôt sur un autre, passe presque inaperçu ou est nié par l'école moderne, qui, ne voulant croire qu'à ce qui tombe sous les sens, ne voit plus que la congestion et n'étudie qu'elle; mais la congestion ne saurait être confondue avec le mouvement fluxionnaire, parce que la fluxion est un acte de l'économie vivante, tandis que la congestion, résultat de la fluxion, est un état anatomique. Il faut que beaucoup de médecins modernes soient bien aveuglés par l'esprit de système pour ne pas voir et comprendre, au chevet de leurs nombreux malades, le mouvement fluxionnaire, l'acte de l'économie vivante, l'effort excrétif. Aussi, les solidistes de l'école moderne me paraissent-ils ressembler un peu à l'astrologue de Lafontaine qui, regardant les astres, et absorbé par ses études astrologiques, tombe dans un puits qu'il ne voit pas. Comme lui, quelques médecins modernes ne tombent-ils pas dans l'erreur, lorsqu'absorbés par l'étude des lésions anatomiques, ils ne voient plus ce qui se passe dans l'économie en dehors de ces lésions? et cependant je me demande comment le médecin peut faire de la médecine clinique, sans l'idée de fluxion. Il n'aurait donc jamais recours aux dérivatifs et aux révulsifs, dont l'action serait inexplicable sans la notion de fluxion. Heureusement qu'au lit du malade, le médecin matérialiste, oublie souvent la belle leçon théorique qu'il vient de faire à l'amphithéâtre, ou d'écrire dans ses livres.

CHAPITRE VII

Des mouvements fluxionnaires séreux et séro-muqueux pathologiques.

En dehors des fonctions excrémentitielles indispensables au maintien de la vie, il peut exister, d'une façon permanente chez les uns, accidentellement chez les autres, un besoin impérieux d'excrétion par d'autres voies. On sait, en effet, qu'il existe chez les enfants strumeux, les scrofuleux, les gens atteints d'herpétisme, les syphilitiques, etc, une prédisposition marquée au catarrhe chronique des muqueuses, et aussi, quoique plus rarement, aux inflammations des séreuses. Nous n'avons pas à nous occuper ici de ces sortes de catarrhes constitués par un mouvement fluxionnaire pathologique d'une autre nature, ne devant nous attacher qu'aux sécrétions et aux exhalations supplémentaires résultant d'un trouble des fonctions de la peau à la suite du froid et de l'humidité.

Quand on songe combien sont nombreux les

accidents qui résultent de la suppression des règles ou d'une hémorrhagie habituelle, on ne saurait être surpris que la suppression de la sueur ou de la transpiration insensible produise de si nombreuses et si graves affections, lorsqu'on connaît l'importance des fonctions de la peau. On sait, en effet, que ce sont les plus importantes des fonctions excrémentitielles, l'émonctoire principal de l'économie, par la transpiration insensible, l'homme perdant environ par jour, un kilogramme d'eau et par la sueur environ quatre cents grammes. Ce qui précède démontre que, par la sueur et la transpiration insensible, l'économie rejette au dehors une grande partie des matériaux qui ont déjà servi à la nutrition, et démontre aussi combien Bucham avait raison, lorsqu'il disait que le froid, en arrêtant ou en ralentissant les fonctions de la peau, faisait plus de mal à lui seul que toutes les guerres réunies.

Nous avons dit que les fonctions de la peau peuvent, sous l'influence du froid ou de l'humidité, être ralenties sans trouble pour la santé, une autre fonction, la sécrétion urinaire, leur venant en aide et les suppléant.

Mais, il n'en est pas toujours ainsi; lorsque la sueur est brusquement arrêtée par un coup de froid, lorsque la transpiration insensible est trop ralentie par l'action prolongée du froid ou de l'humidité, si la sécrétion urinaire ne suffit pas pour suppléer au défaut de transpiration, l'économie vivante qui continue son effort excrétif, n'ayant pu éliminer par les voies naturelles les matériaux usés, et non utilisables, tend à s'en débarrasser par des voies non naturelles ; et c'est là l'origine de la plupart des mouvements fluxionnaires pathologiques séreux et séro-muqueux. Les fonctions de sécrétion et d'exhalation, en effet, se suppléant en raison directe de l'analogie de leurs produits, et la nature du mouvement fluxionnaire résultant le plus ordinairement de celle de l'excrétion arrêtée, ou ralentie, il arrive que les mouvements fluxionnaires succédant à des troubles des fonctions de la peau, devront être ordinairement séreux ou séro-muqueux, parce que les produits de l'exhalation cutanée et la sueur, ont une certaine analogie avec les produits des exhalations et des sécrétions des séreuses et des muqueuses.

Ces mouvements fluxionnaires séreux et séro-muqueux, provoqués par le froid, constituent un des éléments de l'affection catarrhale, et l'élément initial.

A chaque instant, le praticien peut se convaincre de la vérité de ce qui précède; car la nature ne nous cache pas, autant qu'on pourrait le croire, ses opérations. On peut souvent, pour ainsi dire, la prendre sur le fait, en observant ce qui se passe du côté des organes accessibles à nos sens, les fosses nasales, par exemple.

Ainsi, un individu ayant la peau très impressionnable, éprouve, lorsque le corps est en sueur, une impression de froid; aussitôt, avant qu'un travail pathologique quelconque ait eu le temps de se produire, aussitôt, dis-je, surviennent des éternuements et peu après un écoulement séro-muqueux plus ou moins abondant. Chez beaucoup, la plus légère impression de froid aux pieds suffit pour produire ces effets, et souvent c'est à peine s'il s'écoule quelques secondes entre l'impression du froid et l'éternuement accompagné d'écoulement séro-muqueux. Il est certain, que cet écoulement séro-muqueux du début ne résulte pas d'une irritation de la muqueuse nasale, cette irritation n'ayant pas eu le temps de se produire; il ne peut être que le résultat du mouvement de bascule auquel a donné naissance le trouble des fonctions de la peau.

Car il ne faut pas confondre l'écoulement séro-muqueux du début, cause de l'inflammation, comme nous le verrons plus tard, avec celui de la fin, produit du travail inflammatoire. Le premier liquide, ténu, limpide, très irritant, est le flux résultant de l'effort éliminatoire, c'est la véritable sécrétion supplémentaire. Dans celui-là, la sérosité est très abondante, tandis que le liquide plus opaque qui s'écoule plus tard résulte, tout autant et peut-être plus, du travail inflammatoire de la muqueuse, que du mouvement fluxionnaire qui s'est déjà en partie épuisé. Ce dernier liquide renferme peu de sérosité et plus de cellules épithéliales.

L'écoulement séro-muqueux, dont je viens de parler, est très certainement, comme je l'ai déjà dit, le résultat du mouvement de bascule qui s'établit entre les fonctions de la peau et les fonctions de la muqueuse ; et, en effet, tout le monde a pu observer, sur lui-même, qu'un coryza léger, continuant tout le jour, s'arrête le plus ordinairement la nuit, lorsque le corps est chaud et que les fonctions de la peau se font avec énergie, pour reparaître le lendemain, aussitôt le lever. On voit donc le mouvement fluxionnaire se prononcer du côté des fosses nasales, immédiatement après le ralentissement des fonctions de la peau, et, au contraire, diminuer ou disparaître, aussitôt que ces fonctions se rétablissent. Ce mouvement de bascule, qui se fait entre la transpiration cutanée et l'écoulement nasal séro-muqueux, est donc indéniable pour celui qui a tant soit peu observé. Ce fait, que je viens de signaler, prouve, jusqu'à l'évidence, que l'écoulement nasal séro-muqueux supplée, remplace les fonctions ralenties de la peau, et démontre, dans ce cas, la loi établie plus haut.

La même observation pourra être faite pour les bronches. Ne remarque-t-on pas, en effet, tous les jours, qu'une personne atteinte de bronchite très légère et récente, ne tousse pas la nuit, lorsque le corps est chaud et transpire, et que la toux reparaît au sortir du lit ?

Ne sait-on pas aussi que, dans certains pays chauds, il est urgent de se couvrir le ventre de flanelle, parce que les nuits sont froides, pour éviter la diarrhée ou la dyssenterie catarrhales ?

Je pourrais multiplier les citations, mais celles-ci me paraissent suffisantes. Quand il s'agira des rhumatismes articulaire et celluleux, j'en produirai de nouvelles touchant le système exhalant. Car cette loi de bascule ne saurait avoir été établie par la nature pour quelques organes seulement. Ce qui se passe dans le coryza doit nécessairement se passer dans toutes les maladies catarrhales, puisque toutes dérivent des mêmes causes, sont déterminées par les mêmes troubles fonctionnels, et ont pour siége les mêmes tissus.

Pour mieux faire saisir le mode de production des mouvements fluxionnaires séro-muqueux, je vais citer, parmi les nombreux faits de ma pratique, celui qui se présente à mon esprit; Mademoiselle B., qui est actuellement âgée de cinquante ans environ, était, depuis son enfance, sujette à une transpiration habituelle des pieds exhalant une odeur très désagréable. Il y a environ vingt ans, elle la supprima par des lotions d'eau froide. Immédiatement après, elle fut prise d'un coryza qui devint chronique d'emblée. L'écoulement séro-muqueux a toujours été transparent, irritant, jamais opaque, en un mot, tout-à fait celui qu'on observe au début d'un coryza; c'est-à-dire, que cet écoulement continue à être une sécrétion supplémentaire. Il est tellement irritant, que non-seulement la muqueuse nasale est irritée, mais encore celle des sinus frontaux, ce qui provoque une céphalalgie frontale continuelle, et, par moment, d'une violence extrême. Cette demoiselle, pendant les plus grandes chaleurs de l'été, transpire beaucoup, et, alors seulement, son coryza disparaît presque complètement. Il arrive aussi, parfois, que, même pendant l'hiver, l'affection des fosses nasales cesse, mais alors immédiatement l'écoulement séro-muqueux se fait par une autre muqueuse, le plus ordinairement par la muqueuse intestinale : ce sont alors des coliques violentes, occupant toute la région abdominale, et s'accompagnant de diarrhée et de vomissements séro-muqueux. Ces accidents disparaissent aussitôt que le coryza reparaît. Pendant le mois de décembre 1876, elle contracta une bronchite qui fut dès le début très grave. Pendant le cours de cette bronchite qui dura tout l'hiver, le coryza disparut : puis la bronchite cessa avec une transpiration abondante amenée par les grandes chaleurs de l'été. A la fin de cette saison, quand les sueurs abondantes s'arrêtèrent, le coryza reparut, et la malade, à part les douleurs provoquées par sa maladie des fosses nasales, se trouve actuellement très bien.

Je produis cette observation, parce qu'elle nous donne un exemple intéressant d'un mouvement fluxionnaire séro-muqueux : et, en effet, l'économie avait chez cette demoiselle, dans la transpiration des pieds, un émonctoire important par lequel elle rejetait au dehors une grande quantité de liquide excrémentitiel ; cet émonctoire ayant été supprimé, la nature, continuant son effort excrétif, le porta sur les fosses nasales qui remplacèrent, dans ce rôle excréteur, les téguments des pieds.

Pendant les chaleurs de l'été, c'est toute la surface tégumentaire du corps qui remplit ce rôle excréteur, et alors l'hypersécrétion des fosses nasales devient inutile et s'arrête.

Enfin, lorsqu'il arrive que, pendant l'hiver surtout, une bronchite se produit ou bien que, sous l'influence d'une cause quelconque il survient une affection intestinale, l'effort excrétif se fait par ces muqueuses. On voit donc, par ce fait, la nature, si je puis m'exprimer ainsi, frappant à toutes les portes pour opérer le travail d'élimination qu'elle a en vue d'accomplir, et s'adressant tantôt à la muqueuse nasale, tantôt à celle des bronches, tantôt à celle de l'intestin et tantôt à l'appareil cutané.

Des faits semblables se rencontrent à chaque instant dans la pratique, et s'ils passent inaperçus, c'est que l'école moderne s'occupe peu de pathogénie, et se figure qu'en connaissant bien la lésion, le diagnostic de la maladie est complet.

L'observation que je viens de rapporter nous donne une idée exacte du mouvement fluxionnaire séro-muqueux et concourt à prouver la vérité de ce qui précède.

CHAPITRE VIII

Des maladies catarrhales en général.

On appelle « catarrhales » toutes les maladies provenant d'un mouvement fluxionnaire séreux ou séro-muqueux déterminé par un trouble des fonctions de la peau, à la suite d'une impression de froid.

Ces maladies, depuis la simple courbature jusqu'aux troubles les plus graves, sont très nombreuses. Nous allons étudier, sous le nom d'affection catarrhale, ce qui appartient au groupe entier de ces maladies.

Lorsque, sous l'influence du froid, les fonctions de la peau sont troublées, il en résulte, pour l'organisme, un état de souffrance : soit que les matières impropres à la nutrition et destinées à être éliminées par la sueur et la transpiration insensible soient retenues dans la trame des tissus, soit que poussées par l'effort excrétif vers d'autres organes elles déterminent des mouvements fluxionnaires. Voici ce qui arrive, suivant le degré d'intensité des troubles des fonctions de la peau.

Quand le trouble a été léger, le malade éprouve un malaise général, avec un sentiment de lassitude, quelques frissons, pas de fièvre. C'est la courbature. Il suffit, pour la faire disparaître, de se bien couvrir, de se tenir dans un milieu chaud, afin de rétablir les fonctions de la peau, c'est-à-dire l'excrétion momentanément interrompue. Quand, au contraire, la courbature est forte et s'accompagne d'un grand malaise, de raideur des membres, etc. ; quand l'ordre tarde à se rétablir dans les fonctions de la peau, il peut ne pas se produire de mouvement fluxionnaire ; mais alors, une vive réaction ramène la sueur : cette réaction n'est autre chose qu'un mouvement fébrile plus ou moins intense, c'est la fièvre catarrhale.

La fièvre, dont souvent la nature se sert pour chasser de l'économie un principe qui la gêne, est à l'agrégat matériel vivant ce que la colère est au moral. Quand la colère reste contenue dans certaines limites, quand elle ne trouble pas les fonctions des sens et le jugement, cette passion de l'âme a souvent, dans les vues de la nature, un but favorable à l'homme. Le surcroit d'énergie qui s'empare de l'homme en colère lui donne la force nécessaire pour vaincre un obstacle, pour lutter contre une résistance.

La fièvre, véritable colère de l'organisme, a souvent pour but, elle aussi, quand elle s'arrête à certaines limites, de vaincre un obstacle, de lutter contre une résistance, de chasser un ennemi.

La colère, dont le siége est au cerveau, exerce surtout son action sur le système nerveux de la vie de relation qui, excité, augmente dans des proportions considérables l'énergie morale et musculaire.

De même que la colère exerce son action sur le système nerveux de la vie de relation et augmente l'énergie morale et musculaire, de même la fièvre, exerçant la sienne sur le grand sympathique, et principalement sur les nerfs vaso-moteurs, augmente l'énergie fonctionnelle de certains organes de la vie nutritive, et plus particulièrement des organes de la circulation. Cette excitation des nerfs vaso-moteurs détermine dans l'appareil circulatoire une espèce d'orgasme ou d'éréthisme sous l'influence duquel le mouvement circulatoire augmente dans des proportions considérables : ce qui m'amène à dire que je ne partage pas l'avis de Broussais, qui prétend que « la fièvre, considérée d'une manière générale, » n'est jamais que le résultat d'une irritation pri- » mitive du cœur par l'effet de laquelle ce viscère » précipite ses contractions, la circulation s'accé- » lère, et la sécheresse de la peau augmente au » point de déterminer une sensation pénible. » Cette opinion de Broussais me paraît complètement inexacte : l'accélération des battements du cœur ne suffit pas pour provoquer la fièvre; dans l'action de la course, par exemple, le cœur bat plus vite, la chaleur de la peau s'accroît, et cependant il n'y a pas de fièvre, et cela, parce que la fièvre ne peut dépendre du cœur seul, mais résulte, comme je l'ai dit plus haut, de l'excitation de tout l'appareil circulatoire ; excitation qui exagère les mouvements du sang et amène plus de chaleur en activant les combustions internes.

Après cet aperçu sur la nature de la fièvre, je reviens à mon sujet, et je répète que, lorsque la courbature est trop forte, la nature se sert de la fièvre pour porter vers les organes sécréteurs de la sueur les matériaux nécessaires à une transpiration abondante, et, par là, chasser, hors de la trame des tissus, les matériaux qui avaient déjà servi à la nutrition et qui y étaient retenus par le ralentissement des fonctions de la peau.

Je ferai observer qu'alors, dans la grande majorité des cas, la sueur exhale une odeur désagréable; il n'est pas de médecin attentif qui, entrant dans une chambre où se trouve un malade transpirant abondamment à la suite d'une forte courbature, ne reconnaisse, à l'odeur, que ce malade est atteint de cette maladie : cette odeur fait déjà préjuger que cette sueur renferme des principes que la sueur normale ne renferme pas, ou que certains de ses éléments constitutifs y sont en plus grande quantité; il semble résulter, en un mot, de ce fait d'observation, que la sueur est altérée par la trop grande quantité de matières excrémentitielles qu'elle renferme.

Ce qui vient encore concourir à prouver ce qui précède, c'est-à-dire que, dans le cas dont nous nous occupons, la sueur renferme une plus grande quantité de produits excrémentitiels, c'est la viscosité de cette sueur. Je suis convaincu que si l'analyse quantitative des résidus solides de la sueur provenant d'un individu atteint de courbature était faite, ou trouverait ces résidus sensiblement plus abondants que dans la sueur normale.

Quand la sueur est trop brusquement arrêtée, quand la transpiration insensible est trop longtemps ralentie, si la réaction par la peau ne se fait pas à temps, il se produit presque toujours, comme je l'ai dit et expliqué plus haut, des mouvements fluxionnaires vers les muqueuses ou les séreuses.

Je vais, pour mieux faire saisir ma pensée sur le mode de production du mouvement fluxionnaire dans les maladies catarrhales, avoir recours à une comparaison. Supposez une rivière qui, ayant une source intarissable, suit régulièrement son cours; mettez en travers de cette rivière un barrage qui ne permette plus à l'eau de passer; alors, de deux choses l'une : ou l'eau s'accumulant derrière le barrage, par son poids, détruira l'obstacle, et, sans abandonner son lit, reprendra son cours habituel; ou bien, le barrage offrant une résistance trop grande, les eaux, après s'être accumulées, sortiront de leur lit et iront se répandre à travers les champs voisins de la rivière. Telle est, à mon avis, l'image fidèle de ce qui se passe dans l'économie lorsqu'une fonction excrémentitielle est brusquement supprimée; et, en effet, tant que l'organisme est en vie, la source des produits excrémentitiels étant intarissable, il arrivera, si un obstacle se présente à leur sortie par les voies naturelles, que la nature, continuant son effort excrétif, les portera, pour les éliminer, vers d'autres organes sécréteurs ou exhalants, comme le tissu conjonctif, les séreuses, les muqueuses qui ne sont pas destinées à ces fonctions éliminatrices.

J'ai déjà donné des exemples et des preuves de ce que j'avance; je crois cependant devoir encore insister et fixer de nouveau l'attention sur ce sujet, en donnant d'autres exemples de mouvements fluxionnaires séro-muqueux.

Je suis le médecin d'un monsieur de soixante ans qui, depuis vingt ans est chauve; son cuir chevelu, depuis cette époque, est d'une impressionnabilité telle au froid que, durant toute l'année, excepté pendant les grandes chaleurs de l'été, il ne peut se découvrir la tête sans éprouver, aussitôt, des éternuments fréquents et un écoulement séro-muqueux abondant ; dès qu'il se couvre la tête, les éternuments et le flux séro-muqueux s'arrêtent.

Voici un autre fait connu de tous. Un individu atteint d'un catarrhe pulmonaire chronique tousse et crache à peine pendant les chaleurs de l'été, lorsque les fonctions de la peau se font avec énergie; quand l'hiver arrive, c'est-à-dire quand le froid ralentit ces mêmes fonctions, il tousse et crache beaucoup.

Je pourrais multiplier à l'infini ces exemples, mais ceux que je viens de fournir et ceux que j'ai déjà cités, quand il a été question des mouvements fluxionnaires séreux et séro-muqueux, suffisent pour prouver, d'une manière indiscutable, le mouvement de bascule qui s'établit dans toutes les maladies catarrhales entre les fonctions de la peau et les fonctions de sécrétion et d'exhalation des muqueuses et des tissus séreux sur lesquels s'est fixé le mouvement fluxionnaire ; car il est incontestable que, s'il en est ainsi pour les faits que je viens de produire, et qui ne peuvent être niés, il ne saurait en être autrement pour les autres formes de l'affection catarrhale ; et cela par les raisons que j'ai données plus haut. J'en conclus donc que le premier élément de cette affection, comme je l'ai d'ailleurs déjà dit, est un mouvement fluxionnaire séreux ou séro-muqueux.

Le second élément des maladies catarrhales consiste dans les propriétés irritantes des flux résultant des mouvements fluxionnaires dont nous nous occupons.

Nous allons d'abord prouver que ces liquides sont irritants, et nous rechercherons ensuite les causes de ces propriétés irritantes.

Les propriétés irritantes de ces liquides sont évidentes. Pour le prouver, il n'y a pas de meilleure voie à suivre que celle tracée par Hippocrate lorsqu'il dit que, pour connaître la vérité, il faut aller du connu à l'inconnu.

Pour y arriver, nous allons chercher à prendre la nature sur le fait, en examinant ce qui se passe dans les organes accessibles à nos sens. Hippocrate avait remarqué que le liquide qui, dans le coryza, s'écoule des fosses nasales, est irritant dès le début et le devient de moins en moins à mesure qu'on s'éloigne du moment où l'affection s'est produite. Voici ce que dit Hippocrate :

« Lorsqu'on s'est enchifrené au froid et qu'il » survient un écoulement abondant d'humeurs » par le nez, n'est-il pas vrai que cette humeur » devient plus caustique et plus piquante à pro- » portion qu'elle commence de couler, qu'elle » fait enfler le nez, qu'il s'enflamme et devient » brûlant au point qu'on peut y sentir la chaleur » en y portant la main ; si la même fluxion dure » longtemps, l'humeur fait des excoriations à » cette partie ; cette ardeur, enfin, se dissipe ; » mais comment ? non pas tandis que l'humeur » coule, mais lorsque l'humeur devient plus » épaisse, moins âcre, plus cuite et parfaite- » ment tempérée. »

Quel est celui qui n'a pas fait la même observation qu'Hippocrate, et qui n'a pas constaté que ce liquide séro-muqueux est en effet très irritant ? Impossible de nier que le mucus nasal, dans le coryza, a des propriétés irritantes, lorsque, le laissant couler sur la lèvre inférieure et le menton, il les irrite plus ou moins fortement. Ces parties cependant se trouvent à une certaine distance des fosses nasales, et par conséquent ne peuvent être atteintes d'inflammation par voie de continuité.

Ces propriétés irritantes de l'écoulement sont-elles la conséquence du travail inflammatoire de la muqueuse? Certainement non, puisqu'on remarque, et tout individu atteint de coryza peut l'observer sur lui-même, que ce liquide est d'autant plus irritant, qu'on se rapproche davantage du début de la maladie; puisque, très souvent, l'écoulement séro-muqueux n'est pas précédé de sécheresse de la muqueuse des fosses nasales, et qu'il marque le début de la maladie; puisque les accidents inflammatoires suivent l'écoulement, et qu'enfin c'est à mesure que ces accidents inflammatoires augmentent que le liquide devient moins irritant en devenant plus opaque.

La science d'ailleurs est venue confirmer ce que l'observation a toujours enseigné. Voici ce que disent MM. Becquerel et Rodier dans leur *Traité de chimie pathologique* :

« Dans la première période du coryza, ou

» plutôt dans celle qui suit la sécheresse de la
» muqueuse des fosses nasales, qui marque tout-à-
» fait le début de la maladie, il se fait par cette
» membrane un écoulement d'un liquide ténu,
» clair, sans consistance, salé et un peu irritant;
» cette dernière qualité est parfois tellement ca-
» ractéristique qu'il peut enflammer et même
» excorier la lèvre supérieure. Ce résultat est en-
» core plus sensible pour le mucus des fosses
» nasales que pour celui des autres membranes
» muqueuses. La cause d'un pareil phénomène
» est facile à déterminer, et un examen appro-
» fondi démontre la nature de cette sécrétion.
» C'est un liquide légèrement albumineux et
» muqueux; il est constitué par un mélange de
» mucus proprement dit et de sérosité albumi-
» neuse : on n'a pas fait l'analyse quantitative de
» ce produit pathologique du premier degré de se-
» crétion du coryza ; ce liquide, du reste, ne
» tarde pas à être remplacé par du muco-pus. »

Un autre exemple pourrait être pris du côté de l'œil : ne voit-on pas, dès le début de l'ophthalmie catarrhale, le liquide qui s'écoule irriter la peau des paupières et quelquefois les joues?

Ainsi donc, l'observation, le raisonnement et l'analyse chimique concourent à prouver que, dans le coryza, l'écoulement séro-muqueux du début est irritant et altéré dans ses éléments constitutifs; ce qui permet de conclure que le second élément des maladies catarrhales consiste dans l'altération des liquides sécrétés ou exhalés et dans la propriété irritante de ces liquides; car il n'est pas admissible de penser que ce qui se passe dans le coryza ne se produise pas aussi dans toutes les autres maladies catarrhales, lorsque l'on sait que toutes ces maladies naissent de la même cause, ont la même pathogénie et affectent des tissus identiques. D'ailleurs MM. Becquerel et Rodier ne semblent-ils pas le constater eux-mêmes lorsqu'ils disent : « Ce » résultat est encore plus sensible pour le mucus » des fosses nasales que pour celui des autres » membranes muqueuses. » Par là, n'indiquent-ils pas, en effet, que, dans des circonstances analogues, le mucus des autres muqueuses est altéré et irritant ?

Quand il s'agira du rhumatisme je fournirai d'autres preuves des propriétés irritantes des flux séreux ou séro-muqueux du début dans les maladies catarrhales.

Je sais très bien que toutes les doctrines entachées d'humorisme sont aujourd'hui fortement critiquées et qu'elles sont considérées comme des errements bons pour le public. Vous entendez, tous les jours, dire qu'aucun homme sérieux n'oserait plus les soutenir aujourd'hui. Toutes les fois qu'on s'éloigne des doctrines localisatrices, pour parler fluxion ou altération des humeurs, on court fort risque d'être traité de peu sérieux, surtout par les jeunes médecins. Je me permettrai d'adresser aux partisans des doctrines anatomiques cette question : Etes-vous bien sûr d'être dans le vrai ? Quand l'avez-vous prouvé d'une façon irréfutable ? Vous n'avez sans doute pas oublié les systèmes de Brown et de Broussais ; vous savez qu'ils avaient séduit presque tout le corps médical ; eh bien ! que sont devenus ces systèmes ? Ils sont à peu près oubliés ; il semble même, en ce qui touche les idées de Broussais, qu'il y ait une réaction exagérée. Vous le voyez, il ne suffit pas que des doctrines aient acquis la faveur du corps médical pour être vraies. Je suis persuadé que le solidisme exagéré de notre époque passera comme a passé l'école de Broussais, et je désire qu'il fasse place à des doctrines plus saines, c'est-à-dire à la médecine naturelle, la médecine hippocratique.

Je reviens à mon sujet, et je répète que les liquides sécrétés et exhalés par les tissus muqueux et séreux, affectés dans les maladies catarrhales, sont irritants. Je sais très bien que ces propriétés irritantes ne peuvent pas toujours être constatées, parce qu'il ne nous est pas donné de voir ou d'analyser la sérosité exhalée par les séreuses dès le début d'une affection catarrhale. Mais cela ne suffit pas pour les nier, car les preuves que j'ai déjà données me paraissent concluantes. D'ailleurs, je le répète, j'en produirai d'autres lorsqu'il s'agira du rhumatisme en particulier.

Quelles sont les causes des propriétés irritantes des liquides séreux ou séro-muqueux, provenant des mouvements fluxionnaires dans les maladies catarrhales? Je n'hésite pas à répondre que ces flux sont irritants parce qu'ils sont anormalement imprégnés de matières excrémentitielles qui n'ont pu être rejetées au dehors par la transpiration.

Il est incontestable que tous les liquides qui sortent de l'économie et par conséquent tous ceux qu'il nous est donné de voir ou d'analyser peuvent, dans quelques cas, renfermer des principes qui sont étrangers à leur composition normale. Nous pouvons trouver, dans un grand nombre de faits, des exemples frappants de ce qui précède ; c'est-à-dire des liquides sécrétés ou exhalés, renfermant des principes qu'ils ne contiennent pas normalement et qui n'ont pu être rejetés au dehors par d'autres fonctions. Je ne vais que citer, entre autres, les faits suivants :

Lorsqu'il arrive que les fonctions du foie sont arrêtées ou la circulation de la bile ralentie, ne retrouve-t-on pas dans le sang, les urines et les autres liquides de l'économie, certains matériaux de la bile ?

De même quand la sécrétion de l'urine est abolie, ou qu'il existe un obstacle à son émission, ne se produit-il pas souvent des accidents d'urémie, et dans ce cas la sueur n'exhale-t-elle pas fréquemment l'odeur de l'urine ?

N'arrive-t-il pas, le plus ordinairement, que lorsqu'une hernie étranglée s'oppose à la sortie des matières fécales, la sueur, paraissant renfermer des principes de ces matières, présente elle même l'odeur de matières fécales ?

Ce qui est certain pour les humeurs qu'il nous est donné de voir ou d'analyser, pourquoi ne pas l'admettre pour les autres, et, notamment, pour les liquides séreux ou séro-muqueux sécrétés ou exhalés par les tissus sur lesquels s'est fixée la fluxion catarrhale? Pourquoi ces liquides ne seraient-ils pas susceptibles d'être altérés, lorsque tous les autres peuvent l'être? Et pourquoi ne pourraient-ils pas renfermer, comme les autres, dans le cas qui nous occupe, des principes excrémentitiels qui n'entrent pas dans leur composition normale? Ils sont altérés, en effet, puisque, comme nous l'avons démontré, leurs propriétés irritantes sont indiscutables; et il serait difficile d'expliquer ces propriétés irritantes, si l'on n'admettait pas qu'elles résultent de matières excrémentitielles que ces flux contiennent anormalement à la suite du défaut de dépuration sudorale.— A défaut d'analyse, l'observation et le raisonnement le démontrent.

Pourquoi refuserait-on aux seuls liquides que nous ne pouvons analyser la possibilité de s'altérer, lorsque nous voyons tous les autres liquides de l'économie subir des modifications, je pourrais dire innombrables, sous l'influence des causes les plus variées? Ainsi l'urine peut être acide ou alcaline, elle peut être modifiée dans sa coloration, son odeur et ses éléments constitutifs; elle peut être presque incolore; elle peut offrir toutes les nuances du jaune le plus pâle jusqu'au jaune safrané, elle peut varier du blanc au rouge brique; son odeur peut être ammoniacale ou présenter l'odeur de violettes chez les gens qui ont pris de la térébenthine, une odeur particulière chez les gens qui ont mangé des asperges, elle peut renfermer une foule d'éléments qu'elle ne contient pas à l'état normal; on y retrouve un grand nombre de remèdes pris par les malades, etc. Elles peuvent être, ce qui arrive souvent d'ailleurs dans certaines maladies de la vessie, assez irritantes pour provoquer de l'érythème partout où elles sont mises en contact avec la peau.

Je connais une jeune fille de vingt ans qui depuis sa naissance a ses urines tellement irritantes qu'elle est atteinte d'un érythème presque permanent à la partie interne et supérieure des cuisses.

Quant à la sueur, je dirai avec Bichat : « Qui ne » sait combien la sueur diffère ; quelquefois l'eau » est presque seule transmise par la peau, d'au- » trefois la sueur est chargée de substances hété- » rogènes, elle est plus ou moins salée; on sait » combien l'odeur qu'elle exhale est différente. » Comparez les sueurs critiques à celles qui sont

» naturelles et vous verrez les exhalants être, si » je puis m'exprimer ainsi, un passage commun » que toutes les substances contenues dans le » corps peuvent traverser et qu'elles traversent » en effet, dans divers cas, suivant que dans les » mille modifications dont la sensibilité organique » est susceptible, elles en rencontrent qui soient » en rapport avec elles. » Je répéterai donc, avec Bichat, que la sueur, comme les urines, peut varier jusqu'à l'infini dans ses éléments constitutifs, son odeur et sa coloration ; elle peut contenir bien des éléments qu'on n'y rencontre pas à l'état normal, l'albumine, le sang, certains médicaments, etc.; elle peut être irritante, comme elle l'est lorsqu'elle produit des exanthèmes sudoreux. J'ai connu, dans la rue des Pontets, une jeune fille qui ne pouvait se servir que pendant quelques heures d'une aiguille, parce que sa sueur des mains la faisait immédiatement rouiller. Il paraît que ce fait se constate assez souvent dans les ateliers d'orfévrerie, où on est obligé de renvoyer des ouvriers et des ouvrières qui ne peuvent toucher des objets de métal poli, sans les ternir aussitôt.

Le sang lui-même n'est-il pas fréquemment altéré ?

La salive ne l'est-elle pas souvent aussi? n'y trouve-t-on pas l'iode, par exemple, chez ceux qui en ont pris?

Ne sait-on pas que souvent les pertes blanches sont tellement irritantes qu'elles peuvent excorier la partie interne des cuisses?

Il me serait facile de multiplier les exemples, mais je crois en avoir fourni assez pour qu'il me soit permis d'affirmer que tous les liquides de l'économie qu'il nous est donné d'examiner peuvent s'altérer, et de demander pourquoi il n'en serait pas de même pour les flux séreux et séro-muqueux dont nous nous occupons lorsque, je le répète, le raisonnement et l'observation concourent à prouver qu'ils sont irritants et altérés dans les maladies catarrhales.

TROISIÈME PARTIE.

DU RHUMATISME ARTICULAIRE

CHAPITRE Ier

Etiologie.

Je viens de parler des maladies catarrhales en général. Je vais maintenant m'occuper du rhumatisme en particulier.

Le but de cet ouvrage étant, surtout, d'exposer la genèse du rhumatisme, je dois nécessairement m'arrêter à l'étiologie, sans laquelle il serait difficile de comprendre la façon dont peut être engendrée cette maladie. Mais je ne me propose pas de donner à cette partie de mon travail les longs développements qu'exigerait un ouvrage pratique ; je ne dirai que ce qui me paraît utile à mon sujet.

Les causes prédisposantes du rhumatisme

peuvent varier. Y prédisposent surtout les saisons froides et humides, certains climats, les professions qui exposent le plus aux influences atmosphériques, certaines constitutions médicales, peut-être le tempérament lymphatico-sanguin, l'âge adulte et l'hérédité. Je m'arrête à ces deux dernières causes.

Pourquoi l'âge adulte prédispose-t-il au rhumatisme? En voici la raison ; Bichat a dit : « Toutes choses égales, on peut dire que les en- » fants suent moins, en général, que les adultes » et que le résidu de leur nutrition passe plutôt » par les urines. Après la vingtième année on » commence à suer davantage ; chez le vieillard » l'exhalation de la sueur est constamment moin- » dre ». Il n'est donc pas étonnant, et on s'explique même très bien, que les enfants, suant peu, ne soient guère exposés au rhumatisme, et que les adultes, au contraire, à partir de l'âge de vingt ans, suant beaucoup, y soient très prédisposés. Si les adultes sont fréquemment affectés de rhumatisme articulaire aigu parce qu'ils transpirent beaucoup, ils sont, plus rarement que les vieillards, atteints de rhumatisme chronique, parce que, chez eux, la dépuration sudorale se fait avec plus d'énergie.

Le vieillard, qui sue peu, n'est guère sujet au rhumatisme articulaire aigu; mais il l'est beaucoup au rhumatisme articulaire chronique. Nous en reparlerons quand il s'agira des causes de la chronicité du rhumatisme.

Quant à l'hérédité, j'y crois peu; je devrais dire, je n'y crois pas : je n'admets pas que le rhumatisme soit transmis par l'hérédité, comme l'est la syphilis, la scrofule ou toute autre diathèse. Il n'y a pas plus de principe rhumatismal qu'il n'y a de principe bronchique, pneumonique ou pleurétique. Ce principe n'existant pas, nous en reparlerons ailleurs, ne peut passer des parents aux enfants.

Les enfants héritent, le plus ordinairement, de la constitution et du tempérament de leurs parents, et, avec cette constitution et ce tempérament, de tous les avantages et les défauts de cette constitution et de ce tempérament. Ainsi, par exemple, tel, transpirant facilement et ayant la peau impressionnable, est très prédisposé au rhumatisme; les enfants issus de cet individu pourront avoir hérité de sa constitution et de sa susceptibilité de la peau, et, par là, être prédisposés à l'affection rhumatismale. En voici un exemple :

Je donne des soins à une famille qui était composée du père, de la mère et de trois enfants. Le père est brun, d'un tempérament sec, nerveux. La mère, d'un tempérament lymphatico-sanguin, était très grasse. Depuis l'âge de quinze ans elle fut très sujette au rhumatisme articulaire aigu, et mourut à l'âge de trente-cinq ans, d'une lésion organique du cœur. Des trois enfants issus de ce mariage, les deux aînés ont hérité de la constitution et du tempérament de leur père, et n'ont jamais été atteints de rhumatisme ; le troisième, au contraire, qui actuellement est âgé de vingt ans, a hérité de la constitution de sa mère, et, comme elle, il est d'un tempérament lymphatico-sanguin, d'un embonpoint excessif et transpire beaucoup. Depuis l'âge de seize ou dix-sept ans, il a été affecté plusieurs fois de rhumatisme articulaire aigu. On voit donc que ces trois enfants n'ont pas été indistinctement prédisposés ; ce qui serait arrivé s'il y avait eu un virus à transmettre : or, il n'y a eu de frappé que celui dont la constitution ressemblait à celle de la mère.

Cet exemple et tant d'autres que je pourrais rapporter, ajoutés à tout ce qui sera dit dans le cours de cet ouvrage, concourent à prouver qu'il n'y a d'héréditaire dans le rhumatisme que la prédisposition.

N'en est-il pas de même pour bien d'autres affections et notamment pour l'apoplexie cérébrale, qui ne peut être cependant une maladie héréditaire ? Ne voyons-nous pas, dans certaines familles, presque tous les membres mourir de congestion ou d'apoplexie cérébrale ? Cela résulte évidemment de ce que les enfants ont hérité de la constitution apoplectique de leurs parents. Il en est ainsi pour bien d'autres affections.

Quand on tient de ses parents une constitution qui prédispose à certaines maladies, il suffit d'arriver à l'âge où ces maladies se développent ordinairement, pour les voir apparaître, et on en sera presque sûrement atteint, pour peu qu'on s'expose aux causes prédisposantes et occasionnelles. Aussi les individus que leur constitution prédispose au rhumatisme seront presque certainement affectés de cette maladie s'ils s'exposent à la contracter.

Le tempérament bilioso-nerveux prédispose beaucoup à la gravelle et le tempérament sanguin à la goutte : que le premier abuse des viandes noires rôties et du vin pur, que le deuxième abuse du bon vin vieux, de mets succulents et ne fasse pas d'exercice ; souvent le premier sera atteint de gravelle et le deuxième de la goutte.

Je répète donc que le rhumatisme n'est pas une maladie héréditaire comme l'est la syphilis et la scrofule, et je termine en disant que lorsque, dans une affection articulaire, il existe un élément morbide transmis par les parents aux enfants, cet élément morbide est tout autre chose qu'un principe rhumatismal.

Ce que j'ai dit en parlant de l'étiologie et de la genèse des maladies catarrhales en général s'applique au rhumatisme qui est, lui-même, une des formes de l'affection catarrhale. Le froid en est donc l'unique cause occasionnelle. En parlant du froid, je ne veux pas dire l'abaissement thermométrique du milieu dans lequel on se trouve, je veux parler de l'impression du froid, lorsque le corps est en sueur, de l'action prolongée du froid humide, de l'action d'un courant d'air sur le corps en transpiration, etc. ; mais c'est principalement l'action prolongée du froid humide qui provoque le rhumatisme, et voici comment :

Comme nous l'avons dit plus haut, les fonctions excrémentitielles de la peau sont de deux sortes; l'une fournit la sueur, qui est un produit de sécrétion des glandes sudoripares, l'autre, la transpiration insensible, n'est autre chose qu'une exhalation; or, comme l'observation démontre que les fonctions de sécrétion et d'exhalation se suppléent en raison directe de l'analogie de leurs produits, et cela tant au point de vue physiologique qu'au point de vue pathologique, il en résulte que le plus ordinairement la suppression brusque de la sueur donne lieu à des mouvements fluxionnaires séro-muqueux, et la suppression de la transpiration insensible à des mouvements fluxionnaires séreux. Cela tient à ce que la sueur et le mucus sont tous les deux des produits de sécrétions, et que les éléments qui entrent dans leur composition présentent certains rapports; tandis que le produit de la transpiration insensible a plus d'analogie avec les produits des autres exhalations séreuses; de telle sorte que si, le corps étant couvert de sueur, on s'expose au froid, la maladie qui en résultera sera presque toujours une maladie fluxionnaire des muqueuses, telle que le coryza, la bronchite, la pneumonie; que si, au contraire, l'exhalation cutanée est ralentie ou supprimée par l'action prolongée du froid humide, des vêtements mouillés, de l'habitation dans un appartement humide, les maladies qui en résulteront seront, dans la grande majorité des cas, des maladies fluxionnaires des séreuses, telles que la pleurésie, le rhumatisme, etc.

Ce que je viens de dire n'est pas vrai d'une manière absolue : aussi ai-je soin d'ajouter le mot ordinairement, car, puisqu'il arrive que le mouvement de bascule peut se produire entre des sécrétions et des exhalations qui n'ont entre elles que peu ou point d'analogie, à plus forte raison pourra-t-il arriver que le séjour dans un appartement humide provoquera une bronchite, une pneumonie, et que la suppression brusque de la sueur donnera lieu à une pleurésie ou à un rhumatisme, ou à toute autre affection des séreuses.

L'observation de tous les jours vient, en effet, démontrer que le rhumatisme résulte surtout du séjour dans un appartement froid et, humide, de vêtements mouillés conservés longtemps sur le corps, de l'usage de draps humides, de s'être couché sur un sol humide et, en un mot, de causes qui diminuent ou arrêtent la transpiration insensible.

Quelques auteurs ayant prétendu que des

causes plus ou moins nombreuses pouvaient provoquer le rhumatisme articulaire aigu, je dois nécessairement examiner ces causes, et je dois dire, aussi, qu'en les signalant, les auteurs qui les admettent ne disent rien d'affirmatif ; ainsi Valleix, entre autres, après s'être élevé contre la pensée du professeur Bouillaud qui, comme on le sait, attribue le rhumatisme exclusivement à l'action du froid, ne trouve ensuite aucune autre cause positive.

Serait-ce la puerpéralité ? Parce qu'une femme, peu après ses couches, sera atteinte d'un rhumatisme articulaire bien caractérisé, sera-t-on en droit de l'attribuer à la puerpéralité ?

Pourquoi pas au froid auquel les femmes peuvent être exposées, comme toutes les autres, après l'accouchement ? Rien ne prouve que l'état puerpéral les prédispose à la maladie, car les femmes en couches en sont rarement atteintes ; quant à l'arthrite puerpérale, elle n'a rien de commun avec le rhumatisme que le siége. La fixité de l'arthrite et la tendance à la suppuration suffisent pour établir le diagnostic différentiel.

Serait-ce la blennorrhagie ? Mais l'arthrite blennorrhagique, comme l'arthrite puerpérale, ne peut être confondue avec le rhumatisme articulaire, parce que cette arthrite n'atteint guère qu'une articulation, et très rarement deux, et que, quelquefois, elle s'est terminée par suppuration.

Tous ceux qui ont parlé de rhumatisme blennorrhagique, malgré les grands développements qu'ils ont donné à la question, avouent que l'analogie de nature entre l'arthrite blennorrhagique et le rhumatisme est loin d'être démontrée ; ainsi, dans le *Dictionnaire encyclopédique des sciences médicales,* M. Ernest Besnier traite la question, comme il le dit lui-même, avec la sobriété nécessaire à un sujet où tout est à revoir.

Je ne parlerai pas des arthrites dues à la syphilis, à la scrofule, à l'herpétisme ; car, dans ces cas, il ne peut être question de rhumatisme, mais seulement de syphilis, de scrofule, d'herpétisme.

S'il s'agit de douleurs articulaires survenues à la suite des exanthèmes et dans la convalescence de certaines maladies, les douleurs peuvent être rhumatismales ou ne l'être pas ; si elles le sont, je dirai, avec M. Ollivier, qu'elles résultent de la sensibilité au froid que présentent les convalescents, en général, anémiés par la maladie et la diète ; si elles ne sont pas de nature rhumatismale, ce sera une localisation de l'affection générale ou le résultat d'une suppuration interne ou externe amenant une arthrite pyogénique.

Quant à la suppression d'un flux (règles, hémorrhoïdes), je crois qu'il est peu de pathologistes qui l'admettent comme cause de rhumatisme.

Enfin, on a pensé que les traumatismes et l'exercice forcé des jointures, en modifiant la quantité et la composition de la synovie, étaient des causes de rhumatisme. Ce qui a fait croire que l'exercice forcé des jointures pouvait être une cause de l'affection dont nous nous occupons, c'est que ce sont les articulations qui exercent les mouvements les plus étendus et les plus fréquents, qui sont particulièrement atteintes ; mais l'exercice forcé n'est pas la vraie cause ; elle est ailleurs, et un peu plus loin, je dirai pourquoi les grandes articulations appelées à de grands mouvements sont plus particulièrement affectées.

Quant aux traumatismes et à l'entorse, ils n'en sont qu'une cause indirecte ; on sait, en effet, et cela est certain, qu'à la suite d'un traumatisme, d'une entorse surtout, une articulation est plus prédisposée que toute autre au rhumatisme, et que toutes les fois que le temps devient humide, cette articulation peut être le siége d'une douleur plus ou moins violente. Hippocrate a dit : *ubi stimulus, ibi fluxus*. Lors donc qu'une articulation, à la suite d'un traumatisme, conserve un certain degré d'irritation, la fluxion rhumatismale tend à se porter sur cette articulation déjà irritée, en un mot, là où il y a un stimulus.

On le voit donc, toutes les causes, autres que le froid, sont problématiques. Aujourd'hui, les savants n'aiment pas ce qui est simple ; ils aiment à compliquer la science. Le froid est la cause classique ; il leur semble que n'admettre qu'elle seule est trop élémentaire.

Aussi, je répèterai, avec je ne sais trop quel auteur, que les causes des maladies ne sont pas aussi nombreuses qu'on le croit généralement. La médecine n'a rien de compliqué, elle est fort simple et à la portée du bon sens : une bonne méthode simplifie une science et la rend plus facilement accessible. Quand on étudie les actes de la nature, on remarque l'immense diversité de ses opérations, mais cette diversité résulte des organes nombreux dont est composé l'organisme ; chaque organe malade exprime sa souffrance par des phénomènes qui lui sont propres ; mais si l'on va plus avant dans l'étude de la nature, on est forcé de reconnaître et de respecter sa simplicité ; car les causes des maladies aiguës ne sont pas aussi nombreuses qu'on le croit généralement, et, la façon dont elles agissent sur l'économie restant souvent la même, les phénomènes morbides ne diffèrent que parce que les organes atteints diffèrent aussi.

CHAPITRE II

Des tissus affectés dans le Rhumatisme articulaire aigu.

Le rhumatisme articulaire étant une des formes de l'affection catarrhale a, nécessairement, la même genèse que toutes les autres maladies qui appartiennent à ce groupe morbide ; il a, par conséquent, pour élément initial, un mouvement fluxionnaire séreux, et pour second élément l'altération et les propriétés irritantes des flux séreux résultant du mouvement fluxionnaire.

Avant de donner de nouvelles preuves de la vérité de ce qui précède, je dois, pour rendre plus facile l'exposé de mon sujet, m'occuper, d'abord, des tissus affectés dans le rhumatisme articulaire.

L'histologie a certainement son bon côté ; et, au point de vue des études anatomiques, elle fera faire à la médecine de grands progrès ; mais, ce qui est incontestable aussi, c'est que le médecin qui s'attache trop à cette branche des sciences médicales, devient, comme je l'ai dit dans la première partie de mon ouvrage, souvent exclusif et, perdant de vue les autres faces de la maladie, n'accepte que les données fournies par l'histologie. Cet exclusivisme quelquefois, et notamment en ce qui concerne le rhumatisme, le fait tomber dans l'erreur. Si l'on ne consulte, en effet, que les lésions anatomiques, on trouvera que tous les éléments constitutifs d'une articulation ont pu, dans certains cas, être affectés dans le cours d'un rhumatisme articulaire : ainsi les cartilages, les os, le périoste, les tissus fibreux, cellulaire et séreux. Mais il ne faut pas en conclure que tous ces tissus, parmi lesquels d'ailleurs il en est de très rarement atteints, les os par exemple, soient le siége primitif du rhumatisme : ce serait une erreur. Quand les cartilages, les os, le périoste et le tissu fibreux sont affectés, leurs lésions ne sont, ordinairement, dans le cas qui nous occupe, que des lésions de nutrition; ou s'ils s'enflamment dans le cours d'un rhumatisme, cette inflammation n'est que consécutive à l'inflammation des tissus exhalants, ou bien encore le résultat d'un autre élément morbide qui est venu jouer un rôle dans la maladie : c'est ce que nous allons démontrer.

MM. Ollivier et Ranvier déclarent avoir constaté un travail inflammatoire des cartilages dans le rhumatisme articulaire, et regardent les altérations de ces tissus comme primitives, mais M. Charles Robin n'est pas absolument de cet avis, car voici ce qu'il dit : « Le rhumatisme articulaire aigu laisse ordinairement les cartilages » intacts; disons cependant que MM. Ollivier et » Ranvier croient avoir rencontré des affections » articulaires rhumatismales s'accompagnant de » prétendus signes d'inflammation du cartilage

» (prolifération des cellules); ce sont des troubles » nutritifs : or, les troubles nutritifs des cartilages résultent d'une lésion aiguë ou chronique » des synoviales, des ligaments, des os ou du » périchondre ; ils ne sont donc que secon-» daires » et j'ajoute, trouverait-on dans le rhumatisme les cartilages enflammés, qui autorise à dire que cette inflammation n'a pas été produite par voie de continuité de la synoviale au cartilage ? Quand les méninges s'enflamment, les couches les plus superficielles de la substance cérébrale ne s'enflamment-elles pas souvent aussi ? et tant d'autres exemples que je pourrais citer encore.

J'invoque aussi l'autorité de Richet qui dit : » Dans les arthrites, le cartilage ne s'altère que » consécutivement, s'amincit d'abord et se laisse » absorber par points. » Un peu plus loin il ajoute : « la lésion traumatique du cartilage ne » peut pas amener d'inflammation de l'articula-» tion ; les parties qui environnent la portion » lésée ne souffrent pas plus que la partie res-» tante d'un ongle qu'on a rogné. » (1)

On ne peut donc admettre qu'un tissu doué d'une si faible vitalité puisse être le siége du

(1) Richet, *Mémoire sur les tumeurs blanches*, 1855.

rhumatisme qui, le plus souvent, présente les signes d'une très grande acuité.

Quand, dans le rhumatisme articulaire, les os sont affectés, ce qui ne peut arriver que très rarement, c'est qu'un autre élément est venu s'ajouter à l'affection rhumatismale : la syphilis, ou la scrofule surtout. Je n'en dis pas davantage, pour le moment, à ce sujet, me réservant d'en reparler, lorsqu'il s'agira des causes de la chronicité du rhumatisme.

Restent les tissus fibreux, conjonctif et séreux.

Beaucoup d'auteurs, et certainement le plus grand nombre, croient que le siége primitif du rhumatisme articulaire est dans le tissu fibreux. Quant à moi, je suis convaincu qu'il y a là une erreur, et je vais le prouver.

Ce qui l'a fait croire, c'est que, dans des cas très rares, on a constaté à l'autopsie des altérations du tissu fibreux. Je ferai remarquer qu'il s'agissait alors, presque toujours et peut-être toujours, de rhumatisme mono-articulaire. En admettant qu'il n'y ait pas eu d'erreur de diagnostic, les altérations du tissu fibreux peuvent s'expliquer, dans cette forme de l'affection rhumatismale, comme nous le verrons plus tard, par la violence plus grande des accidents inflammatoires. Mais les altérations dont nous venons de parler ne sont jamais primitives, elles sont toujours secondaires.

Et en effet, les ligaments des articulations sont constitués par des faisceaux fibreux plus ou moins épais, qui sont séparés par de fines lamelles de tissu cellulaire : ce sont, dans ce cas, ces fines lamelles qui sont le siége primitif des accidents inflammatoires.

Je passe d'ailleurs la parole à M. Hénocque, qui dit :

« Les ligaments peuvent être le siége d'inflam-
» mation aiguë, et l'on y observe, au début,
» comme l'ont montré les expérimentations, de la
» vascularisation, surtout à la surface et vers les
» points d'insertion, là où les vaisseaux existent
» normalement. La présence du tissu lamineux
» cellulaire interstitiel fait comprendre le déve-
» loppement de l'inflammation là comme dans
» les autres organes ; mais bientôt l'inflamma-
» tion séro-gélatineuse envahit tout le tissu et
» porte, non-seulement, sur le tissu cellulaire,
» mais sur les fibres lamineuses des faisceaux fi-
» breux, qui se gonflent et perdent leur aspect

» nacré ; tout le ligament semble transformé en » une masse molle, translucide, lardacée, dans » laquelle on reconnaît une prolifération cellu- » laire, et des leucocytes abondants. Il est » alors difficile de distinguer les fibres lami- » neuses minces et effilées appartenant aux » faisceaux fibreux qui semblent dissociés. » (1).

Les ligaments sont si peu aptes à s'enflammer primitivement, que Richet ne « voit dans » les arthrites que deux lésions primitives pos- » sibles, l'inflammation de la synoviale, ou bien » l'inflammation des extrémités osseuses articu- » laires. Les lésions des cartilages, des ménis- » ques, des ligaments, ne peuvent être que se- » condaires. » (2).

On voit, par les quelques citations que j'ai faites, combien le tissu fibreux s'enflamme difficilement, et combien il est peu admissible que ce tissu soit le siége primitif de l'inflammation rhumatismale. Je vais d'ailleurs continuer à le prouver en parlant des tissus conjonctif, séreux, et cellulo-séreux.

(1) *Dictionnaire Encyclopédique des Sciences médicales.* — Article Ligaments.

(2) *Dictionnaire Encyclopédique des Sciences médicales.* — Article Arthrites, page 333.

Je suis convaincu que le siége primitif du rhumatisme articulaire se trouve dans les tissus exhalants péri ou intra-articulaires, c'est-à-dire dans les tissus cellulo-séreux, séreux et conjonctif. Je vais en trouver les preuves :

1° Dans le raisonnement ;

2° Dans la symptomatologie ;

3° Dans l'anatomie pathologique.

1° Preuves tirées du raisonnement :

Si le tissu fibreux était primitivement atteint, comment expliquer la grande mobilité du rhumatisme? Comment une fluxion rhumatismale pourrait-elle si rapidement se porter d'un tissu fibreux à un autre tissu fibreux?

Quel serait l'agent de ce déplacement, le tissu fibreux n'exerçant aucune fonction de sécrétion ou d'exhalation ? Il n'en est pas de même pour les tissus cellulaire et séreux : le mouvement de bascule qui se produit dans les fonctions d'exhalation suffit pour faire comprendre la mobilité du rhumatisme et l'explique.

Si ce que je viens de dire ne suffit pas pour le prouver d'une manière certaine, c'est déjà une présomption en faveur de l'idée que je soutiens.

Mais une preuve très sérieuse est celle tirée

de la sensibilité organique des tissus séreux et fibreux. La vitalité du système fibreux est peu développée ; si elle l'est plus que dans les systèmes osseux et cartilagineux, elle l'est beaucoup moins que dans les autres systèmes. La sensibilité organique du système séreux, au contraire, est plus developpée que dans tout autre ; aussi, les tissus conjonctif et séreux sont-ils très aptes aux inflammations aiguës et chroniques. Comment admettre, si le tissu fibreux était primitivement affecté, que ce tissu si peu excitable puisse s'enflammer si rapidement, lorsqu'on sait que dans l'affection rhumatismale, il suffit de quelques heures pour que plusieurs articulations soient prises avec tous les signes d'une très grande acuité ? N'est-il pas plus rationnel de penser que les tissus cellulaire et séreux, si facilement excitables, et par là si disposés aux inflammations, sont le siége des accidents inflammatoires qui se développent avec tant de rapidité dans le rhumatisme ?

Une autre preuve qui vient à l'appui de la thèse que je soutiens, c'est l'examen des articulations qui sont le plus fréquemment le siége des douleurs rhumatismales.

Les articulations sterno-claviculaires, les articulations de la mâchoire, et celles de la colonne vertébrale peuvent être affectées par le rhumatisme, mais elle le sont beaucoup plus rarement que les grandes articulations et parmi ces dernières, l'articulation coxo-fémorale l'est moins souvent que les autres. Nous voyons, au contraire, le rhumatisme se porter de préférence sur les articulations scapulo-humérale, huméro-cubitale, radio-carpienne, fémoro-tibiale et tibio-tarsienne.

D'où vient cela? Quelques auteurs, en voyant le rhumatisme se fixer particulièrement sur les grandes articulations, c'est-à-dire sur celles qui opèrent les mouvements les plus étendus et les plus fréquents, ont cru que la fatigue corporelle, l'excès de mouvement, l'abus fonctionnel, pouvaient, si l'individu y était prédisposé, produire une irritation des tissus articulaires, capable de favoriser le développement du rhumatisme ; c'est là, d'ailleurs, l'opinion de M. le docteur Ernest Besnier.

Pour moi, l'explication de ce fait est tout autre.

Les articulations sont d'autant plus exposées aux douleurs rhumatismales qu'elles sont entourées d'une plus grande quantité de tissus exhalants : or, les grandes articulations étant enveloppées d'une plus grande quantité de tissus séreux, et cellulo-séreux que les autres articulations, se trouvent être le siége de prédilection du rhumatisme. Je vais m'expliquer :

Sur quatre-vingt-quinze cas de rhumatisme articulaire aigu analysés par M. Monneret, voyons quelles sont les articulations qui ont été le plus fréquemment prises :

Symphyse pubienne.	1 fois
Sterno-claviculaire (droite et gauche)	5
Coxo-fémorale (droite et gauche). . .	17
Une ou plusieurs articulations des mains et des pieds.	29
Huméro-cubitale (droite et gauche). .	34
Scapulo-humérale (droite et gauche).	67
Tibio-tarsienne (droite et gauche). . .	79
Radio-carpienne (droite et gauche). .	93
Fémoro-tibiale (droite et gauche). . .	116

Nous ne voyons pas figurer dans ce tableau les articulations des vertèbres ; cependant il entre dans la constitution de ces articulations une couche épaisse de tissu fibreux extrêmement résistant : et malgré cela, l'affection rhumatismale ne s'y localise que très rarement. Cette observation est loin de donner raison à ceux qui regardent le tissu fibreux comme étant celui qu'affecte le rhumatisme.

La symphyse pubienne qui, d'après Sappey, a la plus grande analogie avec les articulations des vertèbres et autour de laquelle il existe peu de tissus exhalants, à part le tissu cellulo séreux qui enveloppe le tendon du moyen adducteur, n'a été atteinte qu'une seule fois. Je ferai observer, à ce propos, car il est bon de fixer là dessus l'attention, que le tissu cellulaire qui entoure les tendons dépourvus de gaînes tendineuses prend un aspect séreux, et exhale une sérosité assez abondante pour favoriser, sans désordre pour l'organe, le glissement des tendons mobiles.

L'articulation sterno-claviculaire a été cinq fois le siége de la fluxion rhumatismale, non-seulement parce qu'elle présente deux petites synoviales, mais aussi parce que le tendon du faisceau sternal du muscle sterno-cléido-mastoïdien, entouré de tissu cellulo-séreux, s'insère dans son voisinage.

L'articulation coxo-fémorale a été atteinte dix-sept fois, c'est-à-dire plus que la précédente : 1° parce que sa synoviale est vaste; 2° parce que, près de cette articulation, se trouvent des bourses séreuses sur lesquelles glissent des muscles ; ainsi la bourse séreuse qui sépare le grand fessier du grand trochanter, celle qui sépare le tendon du grand psoas du ligament capsulaire de la hanche, enfin une autre petite bourse séreuse qui sépare ce même tendon du sommet du petit trochanter; 3° et surtout, parce que dans le voisinage de cette articulation s'insèrent plusieurs tendons entourés eux-mêmes de tissu cellulo-séreux. Ces tendons sont ceux : du moyen fessier, du petit fessier, de l'obturateur interne, de l'obturateur externe, du jumeau supérieur et du grand psoas ; total six tendons. Ces tendons étant presque tous très courts, et, par conséquent, n'étant pas appelés à de grands mouvements, le tissu cellulo-séreux est autour d'eux relativement peu abondant; c'est en partie pour cela que cette articulation est plus rarement affectée que les autres grandes articulations dont nous allons parler.

Les articulations des mains et des pieds, prises dans leur ensemble, l'ont été vingt-neuf fois, c'est-à-dire, plus fréquemment que la précédente. Ces articulations également ont, presque toutes, une synoviale propre à chacune d'elles, ou commune à plusieurs d'entre elles; mais les pieds et les mains sont entourés de plus nombreux tendons que l'articulation coxo-fémorale. Chacune des articulations des mains et des pieds, au contraire, a été plus rarement affectée que l'articulation de la hanche, parce que chacune d'elles n'est recouverte que d'un petit nombre de tendons.

L'articulation huméro-cubitale l'a été trente-quatre fois. Il entre dans sa constitution une vaste synoviale articulaire ; sur l'olécrane se trouve une bourse séreuse ; puis et surtout, un certain nombre de tendons assez longs glissent sur sa surface ou s'insèrent dans son voisinage. Ces tendons sont les suivants : celui du biceps brachial qui glisse au moyen d'une séreuse sur la moitié postérieure de la tubérosité bicipitale du radius, celui du brachial antérieur, celui du triceps brachial dont deux bourses séreuses favorisent le glissement, l'une sur l'olécrane, l'autre sur la peau ; enfin, ceux du grand pronateur, du grand palmaire, et du petit palmaire. Total : sept tendons; trois bourses séreuses.

Cette dernière articulation a été affectée plus fréquemment que l'articulation coxo-fémorale, parce que les tendons qui la recouvrent sont plus nombreux, plus longs et appelés à de plus grands mouvements que ceux qui entourent l'articulation coxo-fémorale, et par conséquent sont entourés d'une plus grande quantité de tissus exhalants; mais cette articulation est moins souvent affectée que les quatre autres articulations dont je vais parler, parce qu'une grande partie des muscles de l'avant-bras sont charnus à leur insertion supérieure, et par d'autres motifs que je vais signaler.

Le rhumatisme s'est fixé soixante-sept fois sur l'articulation scapulo-humérale; en voici les raisons :

1° Comme les autres grandes articulations, sa cavité articulaire est pourvue d'une synoviale très-vaste;

2° Dans son voisinage se trouvent quelques bourses séreuses : ainsi la bourse séreuse très-étendue qui sépare le deltoïde de la grosse tubérosité de l'humérus et des tendons qui l'embrassent; celle qui sépare le tendon du sous-scapulaire de la base de l'apophyse coracoïde; tout près de cette dernière une autre petite bourse séreuse qui sépare cette apophyse du tendon commun au coraco-huméral et à la courte portion du biceps; enfin la bourse séreuse qui se trouve entre le tendon du grand rond et le grand dorsal.

3° Un assez grand nombre de tendons, parmi lesquels de très-longs, s'insèrent près de cette articulation; ces tendons sont ceux : du sus-épineux, du sous-épineux, du petit-rond, du grand-rond, du sous-scapulaire, du coraco-brachial, et ceux du biceps brachial dont l'un, le plus long, glisse au moyen d'une séreuse dans la coulisse bicipipale. Total sept tendons ; quatre bourses.

Quand on jette un coup d'œil sur l'ensemble des articulations, on s'aperçoit que toutes, à part les articulations tibio-tarsiennes, radio-carpiennes et fémoro-tibiales, sont plus ou moins recouvertes de tissu musculaire ; les trois articulations que je viens de citer, seules, sont, au contraire, sous-cutanées, c'est-à-dire que la peau glisse sur les ligaments et les tendons qui les constituent : de telle sorte que ces articulations sont, non-seulement, plus exposées que les autres aux influences atmosphériques, mais encore sont recouvertes d'une plus grande quantité de tissu cellulo-séreux destiné à favoriser le glissement du tégument externe sur les ligaments, les tendons et les os. C'est là certainement une des causes de la plus grande fréquence du rhumatisme sur ces articulations. Nous en reparlerons un peu plus loin.

L'articulation tibio-tarsienne a été atteinte soixante-dix-neuf fois, c'est-à-dire beaucoup plus fréquemment que l'articulation scapulo-humérale. Comme celle-ci, elle a une synoviale articulaire, et si elle est moins riche en bourses séreuses, puisqu'il n'en existe qu'une entre le tendon d'Achille et le calcanéum, elle est entourée d'une bien plus grande quantité de tendons et de gaînes tendineuses. Les tendons qui l'entourent sont ceux : du jambier antérieur qui, sur l'articulation, glisse dans une longue gaîne tapissée d'une séreuse; de l'extenseur du gros orteil qui, lui-même, a une gaîne propre tapissée d'une séreuse; du grand extenseur des orteils et du petit péronier antérieur qui glissent également dans une gaîne tapissée d'une séreuse; des muscles gastrocnémiens; du plantaire grêle; du long fléchisseur commun des orteils qui glisse dans une gaîne tapissée d'une séreuse; du jambier postérieur qui passe lui-même dans une gaîne tapissée d'une séreuse; du grand fléchisseur du gros orteil qui glisse dans une gaîne tapissée d'une séreuse; du long péronier qui passe dans une gaîne très-longue, et enfin du moyen péronier. Total douze tendons dont huit avec des gaînes tapissées de synoviales.

L'articulation radio-carpienne a été atteinte quatre-vingt-treize fois, c'est-à-dire plus fréquemment encore que la précédente, parce qu'elle est à peu près complètement entourée de tendons glissant dans des gaînes. Ainsi les tendons : du grand supinateur ; du premier radial externe ; du deuxième radial externe, ces deux derniers glissant chacun dans une gaîne tapissée d'une séreuse ; du grand palmaire qui glisse dans un conduit ostéo-fibreux recouvert d'une synoviale ; du petit palmaire; du cubital antérieur; les quatre tendons du fléchisseur commun superficiel des doigts qui glissent dans le canal radio-carpien ; les quatre tendons du fléchisseur commun profond des doigts qui, comme les tendons du muscle précédent, glissent dans le canal radio carpien ; le tendon du fléchisseur propre du pouce qui, lui aussi, glisse dans le même canal; les tendons: du cubital postérieur qui glisse dans une gaîne fibreuse, au moyen d'une séreuse; de l'extenseur propre du petit doigt qui passe dans une gaîne tapissée d'une séreuse ; les quatre tendons de l'extenseur commun des doigts qui glissent dans une gaîne tapissée d'une synoviale; les tendons : du long abducteur du pouce qui glisse dans une gaîne fibreuse tapissée d'une séreuse ; du petit extenseur du pouce qui glisse dans une gaîne tapissée d'une séreuse ; du long extenseur du pouce qui glisse dans une gaîne tapissée d'une séreuse ; de l'extenseur propre de l'index qui glisse dans la même gaîne que l'extenseur commun des doigts. Total vingt-cinq tendons, dix gaînes, tapissées de synoviales tendineuses. Ajoutez à ces séreuses la synoviale articulaire et le tissu cellulo-séreux qui recouvre les tendons et les ligaments sur lesquels glisse la peau, et vous verrez que cette articulation est, de toutes celles que nous venons d'examiner, la plus riche en tissus séreux et, par conséquent, plus exposée que les précédentes au rhumatisme.

L'articulation fémoro-tibiale est celle qui a été le plus fréquemment le siége de la fluxion rhumatismale, puisqu'elle a été atteinte cent seize fois ; nous allons en rechercher la raison. D'abord sa synoviale articulaire est très-vaste, les bourses séreuses qui l'entourent très nombreuses et étendues, les tendons qui passent sur cette articulation ou s'insèrent dans son voisinage sont moins nombreux que ceux des deux articulations précédentes, mais, en général, longs et très forts. Ces tendons sont ceux : du couturier; du droit antérieur; du demi-membraneux qui glisse derrière le condyle interne du fémur sur une synoviale; du triceps crural qui glisse sur la synoviale articulaire et qui est séparé de la tubérosité antérieure du tibia par une séreuse ; (la rotule et le ligament rotulien, continuation du tendon du triceps, glissent eux-mêmes sur des synoviales et sont recouverts de la bourse séreuse rotulienne); le tendon du demi-tendineux qui glisse sur une séreuse derrière le condyle interne du fémur ; le tendon du biceps crural qui glisse sur une séreuse derrière le condyle externe du fémur ; le tendon du droit interne qui glisse sur une séreuse derrière le condyle interne du fémur ; le tendon du poplité qui glisse sur le condyle externe, au moyen d'une séreuse : viennent aussi s'insérer dans le voisinage de l'articulation, les tendons : du grand adducteur, et des jumeaux. Total dix tendons et huit ou dix synoviales tendineuses ou bourses séreuses dont quelques-unes sont vastes. Si cette articulation est entourée d'un moins grand nombre de tendons que les deux articulations précédentes, les bourses séreuses et les synoviales tendineuses sont presque aussi nombreuses autour d'elle que les synoviales tendineuses qui entournent les articulations radio-carpienne et tibio tarsienne.

Mais un des principaux motifs de la très-grande fréquence des localisations rhumatismales sur cette articulation, c'est que tous les ligaments et les tendons qui la constituent sont sous-cutanés; de telle sorte que pour favoriser le glissement de la peau sur l'articulation qui est appelée aux mouvements les plus fréquents et les plus étendus, la nature a recouvert ces ligaments et ces tendons d'une couche, en certains endroits, très-épaisse de tissu cellulo-séreux; d'où suit que cette articulation est bien, de toutes, celle qui est entourée de la plus grande quantité de tissus exhalants, et par ce fait, la plus exposée au rhumatisme. Tout anatomiste sait, en effet, que l'articulation fémoro-tibiale est complètement entourée d'une atmosphère celluleuse qui a l'aspect lâche et humide et qui n'est autre chose que du tissu cellulo-séreux : ce tissu est surtout abondant sur les côtés du ligament rotulien et de la rotule. Aussi la fluxion rhumatismale se fixe-t-elle souvent sur ces deux points de l'articulation.

On voit donc, par ces données de l'anatomie, que les articulations sont d'autant plus fréquemment le siége du rhumatisme qu'elles sont appelées à exécuter de plus grands mouvements, et cela, parce que pour favoriser les glissements fréquents des muscles, des tendons et de la peau, les séreuses y sont nombreuses. Tous les signes rationnels que je viens de passer en revue concourent donc à prouver que le rhumatisme articulaire affecte primitivement les tissus séreux ou cellulo-séreux et non les tissus fibreux.

II° Preuves tirées de la symptomatologie

Je vais d'abord parler de la douleur.

La douleur rhumatismale peut se manifester sur toutes les faces d'une articulation. Il ne faut pas oublier, en effet, comme je viens de le dire, que les grands mouvements qui s'exécutent dans les grandes articulations amènent des frottements entre les ligaments, les muscles, les tendons, les os et la peau, et que pour favoriser, sans désordre, ces frottements, les tissus séreux et cellulo-séreux se trouvent plus ou moins répandus autour d'une articulation. C'est là ce qui explique comment il se fait qu'une articulation peut être affectée dans toute son étendue. Mais on remarque que la pression et les mouvements la réveillent plus particulièrement en certains points : ainsi, par exemple, pour le coude, la douleur se fixera dans le voisinage de l'olécrâne, sur la face latérale interne, et au pli du coude, là où se trouve le plus de tissu séreux, et moins à la face externe, là où les muscles sont charnus à leur insertion.

S'il s'agit de l'articulation scapulo-humérale, la douleur est presque toujours plus forte vis-à-vis des tendons du biceps, parce que c'est dans leur voisinage que se trouve la plus grande quantité de tissu séreux.

Si nous passons à l'articulation tibio-tarsienne, le maximum de fréquence de la douleur se trouve à la face antérieure, parce que les tendons et les gaînes sont en cet endroit en plus grand nombre qu'ailleurs.

Pour l'articulation radio-carpienne, il en est de même. La face postérieure est plus fréquemment affectée, parce que, dans cette région, les tendons et les gaînes tendineuses sont en plus grand nombre qu'à la région antérieure.

Quant à l'articulation fémoro-tibiale, elle peut être également prise sur toutes ses faces, parce que, comme je l'ai dit plus haut, elle est entièrement entourée d'une atmosphère de tissu cellulo-séreux

Quels enseignements tirer de ce qui précède? C'est qu'en général les points les plus douloureux d'une articulation sont ceux où il existe le plus de tissus séreux, ou cellulo-séreux. Tandis que les autres parties des articulations où les muscles sont charnus ou aponévrotiques sont plus rarement le siége de la douleur.

Ces dernières observations viennent concourir à prouver que les tissus séreux et cellulo-séreux sont ceux qu'affecte le rhumatisme.

On ne m'objectera pas que c'est le tissu tendineux lui-même sur lequel se fixe le rhumatisme. Tout ce que j'ai dit touchant le tissu fibreux répond suffisamment à cette objection.

Parlant toujours de la douleur, on observe qu'elle est plus faible quand le membre est dans le repos, plus forte par la pression, plus forte encore par un mouvement imprimé à l'articulation, et surtout par un mouvement résultant de contractions musculaires; cela s'explique pour la dernière cause de la production de la douleur, car on comprend très bien les vives souffrances que doit provoquer un tendon glissant sur une surface séreuse enflammée.

J'ai assez souvent observé aussi que la douleur suivait exclusivement le trajet d'un tendon, ce qui vient encore concourir à prouver que la synoviale tendineuse est affectée, puisqu'il est hors de doute que le tissu tendineux lui-même ne peut l'être.

La rougeur, quoique n'étant pas constante, se montre, le plus ordinairement, sur les articulations malades; non pas ordinairement sur celles qui sont recouvertes d'une forte couche de tissus musculaire et graisseux, mais sur celles qui sont superficielles. Cela se comprend : quand la peau est séparée de l'articulation par une couche musculaire trop épaisse, les capillaires de la peau sont trop éloignés du siége de l'inflammation catarrhale pour se congestionner; tandis qu'il n'en est pas ainsi dans l'autre cas.

On remarque que la rougeur, ordinairement peu vive, occupe, soit toute l'étendue, soit une partie des téguments qui recouvrent l'articulation, mais que le plus souvent elle se manifeste vers les points douloureux que j'ai signalés plus haut, et quelquefois suit la direction d'un ou de plusieurs tendons; ce qui s'observe particulièrement sur la région dorsale des mains et des pieds. Voici encore une preuve que les synoviales des gaînes tendineuses, ou le tissu cellulo-séreux qui enveloppe les tendons sont affectés.

Le gonflement inflammatoire et œdémateux, quoique se produisant dans une étendue plus considérable que la rougeur, occupe souvent, comme elle, toute l'articulation ; mais il est ordinairement plus développé vers les points ou se manifestent la douleur et la rougeur. Le gonflement œdémateux, qui est souvent considérable, prouve que le tissu cellulaire ambiant est lui-même atteint d'accidents inflammatoires avec hypérexhalation séreuse.

On remarque aussi quelquefois, au niveau des bourses séreuses, et surtout au devant de la rotule, un gonflement très accentué avec des signes certains d'épanchement dans la bourse séreuse rotulienne.

III° Preuves tirées de l'anatomie-pathologique

J'en ai déjà dit quelques mots pour conclure, avec M. Charles Robin, que les lésions des cartilages n'étaient pas des lésions rhumatismales, mais seulement le résultat d'une altération de nutrition.

J'ai dit aussi que les altérations des os, très rares d'ailleurs, étaient toujours secondaires et résultaient le plus ordinairement d'un état diathésique.

J'ai dit enfin, avec M. Hénocque, que, quand le tissu fibreux des ligaments est affecté d'un travail inflammatoire, il ne l'est jamais primitivement, mais toujours à la suite de l'inflammation du tissu cellulaire interposé entre les éléments fibreux.

Le rhumatisme articulaire aigu, le plus ordinairement, ne laisse pas de trace de son passage, mais quand il se produit des lésions qui restent après la mort, les plus évidentes et les plus fréquentes se rencontrent sur les tissus exhalants.

Que trouvons-nous, en effet, dans les auteurs qui se sont occupés de l'anatomie pathologique du rhumatisme articulaire ?

Baillou a observé, sur le cadavre d'un homme qui avait été fréquemment atteint de rhumatisme, que les parties tendineuses qui avaient souffert ces douleurs étaient infiltrées et pénétrées d'une sérosité visqueuse.

Cullen a observé aussi que le rhumatisme est quelquefois suivi d'épanchement d'un fluide gélatineux dans les gaînes des tendons des muscles affectés.

Barthez dit qu'il survient quelquefois des hydropisies dans les articulations des membres qu'occupe le rhumatisme.

M. le docteur Ernest Besnier, auquel je vais

emprunter ce qui suit assure que : « si l'on
» fait un examen sérieux des diverses couches
» anatomiques qui séparent la peau des articula-
» tions proprement dites, on se convaincra aisé-
» ment que, dans les cas de quelque intensité,
» il existe des altérations non interrompues depuis
» les jointures jusqu'à la peau. Dans ces circons-
» tances on trouvera le tissu conjonctif sous-cu-
» tané infiltré à des degrés divers, et quelquefois
» comme lardacé, injecté, et présentant parfois
» des sugillations, des traînées ecchymotiques,
» les muscles voisins partiellement atrophiés
» et stéatosés, les éléments connectifs intermus-
» culaires altérés de la même manière que les
» couches sous-cutanées, et exceptionnellement
» présentant les indices d'une véritable plegmasie
» suppurée. Plus souvent, on peut dire cons-
» tamment, dans les cas de quelque intensité, les
» gaînes musculaires et tendineuses sont injec-
» tées, rouges, dépolies, contenant, comme les
» articulations, de la sérosité, du pus, des flocons
» pseudo-membraneux. » (1)

Et plus loin « les lésions de la synoviale que
» l'on a systématiquement considérées à une cer-

(1) ERNEST BESNIER. — *Dictionnaire Encyclopédique des sciences médicales*, 3e série, tome IV, p. 483.

» taine époque comme exclusives, ne constituent » que l'un des éléments de l'arthrorhumatisme » même à l'état aigu, et souvent l'un des éléments » les plus fugaces. » (1)

J'insiste sur cette observation de M. Ernest Besnier parce qu'elle confirme, comme je vais le dire plus loin, que la synoviale n'est pas le siége le plus ordinaire de la maladie.

Les lésions de la synoviale, toujours d'après M. Ernest Besnier « consistent essentiellement » dans l'augmentation de vascularisation des » lames et notamment des franges synoviales; » épaississement et infiltration, dilatation vari- » queuse des vaisseaux » et plus loin « il » s'épanche dans la cavité articulaire une plus » grande quantité de liquide ne différant parfois » du contenu normal de la synovie, que par son » abondance plus considérable, dont la réaction » habituellement alcaline a été quelquefois cons- » tatée acide... Ce liquide visqueux et filant qui » s'écoule de l'articulation aussitôt qu'elle a été » ouverte, plus ou moins abondant, selon les » formes, présente déjà à l'œil nu des particula- » rités qui varient selon l'intensité, le degré, l'âge » du processus morbide, depuis l'aspect de la

(1) ERNEST BESNIER. — *Loco citato*, p. 484.

» synovie jusqu'à celui des épanchements héma-
» tiques et du pus crémeux, dernière circons-
» tance qui n'appartient, dans les cas du rhuma-
» tisme franc, qu'à quelques monoarthrites ou
» oligoarthrites. » (1)

Tel est, dans ce qu'il a de plus important, le tableau de l'anatomie pathologique tracé par M. Ernest Besnier; je ne dirai pas qu'il est exagéré, mais il est incontestable qu'en ce qui touche le pus crêmeux, il y a eu erreur, et s'il est vrai qu'on en ait rencontré, bien certainement un autre élément morbide était venu s'ajouter à l'élément catarrhal.

S'il arrive, assez souvent, que l'on constate quelques globules de pus dans un épanchement séreux rhumatismal, il est probable, comme le pense Conheim, que ces éléments arrivent dans le liquide par migration à travers les parois vasculaires ; mais il est certain aussi que ces éléments ne sont pas le résultat d'une véritable inflammation suppurative. Je suis donc persuadé, et tout ce que nous dirons plus loin le prouvera, qu'il ne peut, dans le cas dont nous nous occupons, se produire du pus véritable, que si, je le répète, un autre élément morbide vient compli-

(1) Ernest BESNIER. — *Loco citato*, p. 484.

quer le rhumatisme ; et ce qui vient prouver ce que j'affirme, c'est que jamais le pus n'a été constaté quand il s'est agi d'un rhumatisme articulaire aigu ambulant, c'est-à-dire lorsque le diagnostic était indiscutable ; mais seulement dans les mono arthrites : ces mono-arthrites, dans lesquelles on a constaté du pus crémeux, n'étaient pas, j'en suis sûr, exclusivement rhumatismales. Un peu plus loin, d'ailleurs, nous traiterons cette question.

M. Besnier dit aussi qu'on n'insiste pas assez sur la fréquence avec laquelle on rencontre, sur le cadavre, à la surface des articulations atteintes de rhumatisme aigu, des concrétions pseudo-membraneuses, quelquefois très abondantes, étendues à toute la surface articulaire, et que l'on retrouve aussi dans les gaînes tendineuses rhumatisées. On voit, en effet, très communément, flotter dans le liquide articulaire, des flocons fibrineux, des masses pseudo-membraneuses parfois très considérables et très abondantes. En cela je partage absolument l'avis de M. Besnier ; car rien, plus que ces dernières données de l'anatomie pathologique, n'est capable de prouver la vérité de la théorie que je soutiens.

On voit, par ce qui précède, que les lésions anatomiques se rencontrent presqu'exclusivement dans les tissus exhalants intra ou péri-articulaires. Ainsi, lorsqu'on rencontre des lésions, presque toujours elles se trouvent: dans les synoviales tendineuses qui sont injectées, rouges, dépolies, et contenant de la sérosité et des flocons pseudo-membraneux; dans le tissu conjonctif sous-cutané qui est infiltré, quelquefois lardacé; dans les éléments connectifs intermusculaires qui sont altérés de la même manière que les couches de tissu cellulaire sous-cutané; dans les synoviales articulaires où l'on constate une augmentation de vascularisation, de l'infiltration et un épanchement d'une plus ou moins grande quantité de sérosité et enfin, je le répète, pour bien fixer l'attention du lecteur sur ce point, des concrétions pseudo-membraneuses, quelquefois très abondantes, étendues à toute la surface articulaire; c'est-à-dire dans le tissu cellulo-séreux qui enveloppe les articulations.

Toutes ces lésions prouvent évidemment que le siége du rhumatisme est bien dans les tissus exhalants, tandis que les lésions des autres tissus n'ont été que très exceptionnellement constatées.

Nous démontrerons, un peu plus loin, que l'atrophie musculaire rhumatismale, dont je viens de parler, n'est qu'une lésion de nutrition.

Quant aux altérations des tissus fibreux, osseux et cartilagineux, elles sont très rares, et, quand elles existent, elles ne sont, comme je l'ai dit plus haut, que secondaires, ou dues à un autre élément morbide qui est venu s'ajouter à l'élément rhumatismal.

Je me résume et je dis que le raisonnement, la symptomatologie et l'anatomie pathologique concourent à prouver que le rhumatisme articulaire a pour siége les tissus séreux, cellulo-séreux et le tissu conjonctif intra ou péri-articulaires.

Ce qui vient d'être dit démontre aussi que non-seulement le rhumatisme affecte les tissus séreux et cellulo-séreux péri et intra-articulaires, mais encore qu'il ne les frappe pas indistinctement dans chacune des formes du rhumatisme articulaire aigu.

Cette maladie présente trois formes principales qui sont : 1° le rhumatisme articulaire aigu ambulant fébrile ; 2° le rhumatisme articulaire aigu ambulant apyrétique ; 3° le rhumatisme aigu mono-articulaire.

Quand il s'agit des deux premières formes, c'est-à-dire du rhumatisme articulaire aigu ambulant fébrile, et du rhumatisme articulaire aigu ambulant apyrétique, voici, par ordre de fréquence et d'énergie, les tissus exhalants sur lesquels se porte la fluxion rhumatismale.

1° Les synoviales des gaînes tendineuses, le tissu cellulo-séreux qui enveloppe les tendons dépourvus de gaînes, le tissu cellulo-séreux qui recouvre les ligaments sur lesquels glissent la peau et les muscles, et enfin le tissu cellulaire ambiant ;

2° Les bourses séreuses voisines des articulations ;

3° Les synoviales articulaires.

Je place, faute de preuves, les bourses séreuses en deuxième ligne; peut-être sont-elles aussi fréquemment affectées que les synoviales des gaînes tendineuses.

Dans ces deux dernières formes de l'affection rhumatismale les synoviales articulaires peuvent ne pas être atteintes par le mouvement fluxionnaire ; mais quand elles le sont, certainement elles participent, beaucoup moins qu'on ne le croit généralement, aux accidents qui constituent les localisations articulaires du rhumatisme.

Quand, au contraire, il s'agit d'un rhumatisme mono-articulaire, c'est ordinairement la synoviale articulaire qui est principalement affectée. Nous en donnerons les preuves dans les deux chapitres qui suivent.

CHAPITRE III

Des causes de la mobilité du Rhumatisme articulaire.

Nous avons dit que toutes les maladies catarrhales dérivaient d'une même cause, que leur pathogénie était la même.

Bien qu'ayant une origine commune, d'où vient que la bronchite, la pneumonie, l'entérite, la pleurésie, la péricardite et les autres maladies catarrhales ne se déplacent pas ou se déplacent peu, tandis que les douleurs rhumatismales sont si mobiles?

En voici, selon moi, les raisons :

Quand à une exhalation ou à une sécrétion

arrêtée ou diminuée succède un mouvement fluxionnaire, la nature, comme je l'ai dit plus haut, cherche, par cet effort excrétif, à éliminer, par une évacuation supplémentaire, les matériaux qu'elle a en vue de chasser de l'organisme. Cette évacuation est une véritable crise.

Quand le mouvement fluxionnaire se porte sur une muqueuse, il s'y fixe ordinairement jusqu'à la solution de la maladie, parce que les muqueuses ayant une surface externe offrent une voie à l'économie pour l'évacuation nécessaire; ainsi dans le coryza, dans la bronchite, la pneumonie, la diarrhée catarrhales, le mouvement fluxionnaire se traduit et se juge par un écoulement séro-muqueux plus ou moins abondant. Du côté des grandes cavités séreuses, il en est ainsi; non pas que dans la pleurésie, la péricardite, par exemple, le produit de l'exhalation soit rejeté au dehors; mais il trouve, dans ces grandes cavités, des espaces assez étendus dans lesquels il peut s'accumuler; de sorte que du côté des muqueuses, comme des grandes cavités séreuses, la crise peut se faire.

Et j'ajoute, pour compléter ce que je viens de dire, que si les maladies catarrhales, autres que le rhumatisme, ne se déplacent pas, cela tient à ce qu'elles se localisent sur des organes où elles peuvent suivre les différentes phases par lesquelles elles doivent passer pour arriver à la solution de la maladie; car il ne faut pas l'oublier, les phénomènes pathologiques obéissent à des lois; or ces lois veulent qu'une inflammation catarrhale passe par différentes périodes : ainsi les périodes de congestion, d'hypérexhalation ou d'hypersécrétion, d'inflammation et de coction. Il faut, pour que la nature puisse arriver à ce résultat, que les tissus, sur lesquels s'est porté le mouvement fluxionnaire, puissent plus ou moins facilement s'y prêter.

Je viens de parler de coction, mot qui, pour les médecins d'aujourd'hui, n'exprime plus rien; et cependant, en observant toujours ce qui se passe du côté des fosses nasales, on remarque que le liquide ténu du début est irritant, et que sous l'influence du travail inflammatoire de la muqueuse il subit une certaine altération qui le rend opaque et lui fait perdre ses propriétés irritantes : c'est ce travail bien évident qui est appelé coction.

Tous ces phénomènes pathologiques obéissent si bien à des lois ; il est tellement dans les vues de la nature que l'évolution du travail pathologique se fasse, que lorsque les accidents inflammatoires sont bien caractérisés, les sueurs qui accompagnent toutes les maladies catarrhales sont impuissantes à guérir la maladie, avant que le travail pathologique ait suivi toutes ses périodes.

Au contraire, comme nous l'avons déjà dit, lorsque l'affection est légère et que le mouvement fluxionnaire n'a aucune intensité, les sueurs, le plus souvent, suffisent pour arrêter ce mouvement et juger la maladie.

On est convenu d'appeler ataxiques les désordres des fonctions nerveuses, soit qu'ils se manifestent dans le cours de certaines fièvres graves, soit qu'ils entraînent l'incoordination des mouvements musculaires. Ce mot d'ataxie pourrait être plus généralisé, et s'appliquer à l'incoordination des autres fonctions; aussi, me paraît-il rationnel d'appeler ataxie des fonctions d'exhalation séreuse, l'incoordination des mouvements fluxionnaires séreux dans le rhumatisme articulaire. Quelle est la raison d'être de ces déplacements si fréquents, en un mot, de cette ataxie fonctionnelle? Je crois en trouver l'explication dans l'examen des tissus affectés, et dans certains faits que je vais signaler. J'ai dit plus haut que, dans les maladies catarrhales des muqueuses et des grandes cavités séreuses, le mouvement fluxionnaire, autrement dit l'effort excrétif, aboutissait facilement à une évacuation. Dans le rhumatisme articulaire, c'est ce qui n'arrive pas ; les tissus exhalants atteints n'offrant pas de surface assez étendue pour permettre à la crise de se faire.

Lorsque le mouvement fluxionnaire se porte sur le tissu cellulo-séreux qui enveloppe les tendons, ou sur les synoviales des gaînes tendineuses (je ne parle pas à dessein de la synoviale articulaire, il en sera question plus tard), l'effort excrétif qui a pour but l'évacuation séreuse, n'aboutissant qu'imparfaitement, se déplace et se reporte ordinairement sur les mêmes tissus que ceux primitivement atteints. Alors un autre effort, un autre mouvement fluxionnaire se produit sur une autre articulation ; et encore sans résultat complet pour le même motif, et ainsi de suite, jusqu'à ce que l'effort excrétif s'épuise ou qu'il se produise une crise, ou que, par un traitement bien entendu, on diminue cet effort excrétif.

L'observation vient à l'appui de ce que je viens de dire ; des faits assez nombreux démontrent que c'est la difficulté qu'éprouve la crise à s'accomplir qui est la cause de la mobilité du rhumatisme.

Les deux principaux sont les suivants :

Il arrive toujours que lorsque dans le cours d'un rhumatisme articulaire aigu ambulant, une pleurésie avec épanchement considérable survient, aussitôt la fluxion rhumatismale s'arrête; Trousseau a signalé ce fait dans sa clinique médicale.

Il est bien évident que cet arrêt subit des déplacements ne peut être attribué qu'à cette évacuation critique et enseigne assez que la nature n'avait qu'un but, cette évacuation.

Une autre preuve importante, je la trouve dans ce second fait : que si, dans le cours d'un rhumatisme articulaire aigu ambulant, il se produit un épanchement considérable dans la synoviale d'une grande articulation, le rhumatisme, le plus ordinairement, cesse d'être ambulant et devient mono-articulaire, et cela par les motifs indiqués plus haut. Que cette dernière forme de rhumatisme survienne dans le cours d'un rhumatisme articulaire aigu ambulant ou qu'elle se développe spontanément, elle est généralement grave et s'accompagne de désordres plus ou moins considérables dans la synoviale, parce que l'évolution du travail inflammatoire s'y fait complétement, comme dans la pleurésie, la péricardite, etc.

Ce qui précède indique que, dans le rhumatisme mono-articulaire, c'est la synoviale qui est principalement affectée, et qu'elle l'est moins ou qu'elle ne l'est pas dans le rhumatisme articulaire aigu ambulant. Je ne m'étends pas plus longuement là-dessus, devant en reparler quand il s'agira de la lésion rhumatismale.

La fièvre joue un rôle, sinon prépondérant, du moins très important, dans l'ataxie fonctionnelle rhumatismale. Je pourrais citer, entre autres preuves à l'appui, que le sulfate de quinine ou tout autre moyen thérapeutique capable de la modérer calme en même temps le mouvement fluxionnaire.

J'ai dit que la fièvre avait souvent dans les vues de la nature, notamment dans la courbature fébrile, un but utile, celui d'aider l'économie à se débarrasser d'un principe qu'elle a besoin d'éliminer.

Mais il arrive souvent aussi que cet élément des maladies dépasse le but et devient pour l'économie une cause de désordre. J'ai déjà comparé la fièvre à la colère et je l'ai considérée comme pouvant être favorable à l'homme quand elle s'arrête à certaines limites.

Je vais maintenant continuer à tracer le tableau de la colère troublant la raison de l'homme et je dirai avec Lachambre : « la colère est de toutes » les passions celle qui cause les plus grands » désordres ; sitôt qu'un homme en est atteint, » la vengeance, ainsi qu'un torrent de feu, se » répand en toutes ses pensées, la fureur gagne » sa raison et son jugement ; ce ne sont que » plaintes, que reproches, qu'injures ; ce ne sont » que menaces, qu'imprécations, que blasphèmes, » il est incapable d'écouter aucune raison. »

« Les plus colères des hommes sont ceux qui » ont une chaleur ardente, qui rend toutes leurs » actions précipitées et qui leur ôte le temps et » les moyens de juger véritablement les choses. » Toutes les fonctions des sens et principalement » celles du jugement ne peuvent se faire que dans » une grande tranquillité d'âme. »

Ce tableau de la colère n'est autre chose que celui de l'ataxie de la pensée et donne une idée assez exacte de l'ataxie fonctionnelle dans le rhumatisme articulaire aigu fébrile, et, en effet, dans le rhumatisme articulaire aigu, la nature rencontrant dans les tissus affectés un obstacle à l'évolution complète des phénomènes pathologiques qui ont pour but la crise, c'est-à-dire le jugement du mouvement fluxionnaire par une évacuation, s'irrite de cet obstacle, si je puis m'exprimer ainsi, et, la fièvre aidant, précipite, avec le plus grand désordre, son effort excrétif, ordinairement d'une articulation à une autre articulation, d'une articulation à l'endocarde, quelquefois aux méninges ou à d'autres tissus exhalants.

Ce qui prouve combien est grand le désordre qui se produit dans les fonctions d'exhalation séreuse, ce sont les sueurs abondantes qui accompagnent le rhumatisme articulaire aigu fébrile, sueurs qui cependant n'arrêtent pas la marche de l'affection rhumatismale. Au premier abord, ce fait des sueurs abondantes semble être en opposition avec une partie de ce que j'ai dit précédemment, mais si on va plus au fond des choses, on en trouvera l'explication. De même qu'un homme en colère est incapable, comme le dit Lachambre, d'écouter aucune raison, de même dans le rhumatisme articulaire aigu fébrile, l'ataxie des fonctions d'exhalation est telle que les lois qui régissent ces fonctions sont impuissantes à ramener l'ordre dans l'économie, jusqu'à l'évolution complète de la maladie. Je répète donc que les sueurs abondantes qui accompagnent le rhumatisme articulaire aigu fébrile ne sauraient servir d'argument contre la thèse que je soutiens, puisqu'il arrive que, dans la grande majorité des cas, un rhumatisme celluleux, un rhumatisme articulaire récent et apyrétique, un rhumatisme articulaire après la période aiguë, sont le plus ordinairement guéris par une sudation abondante, par des bains de vapeur par exemple, à moins qu'une cause permanente (nous parlerons de ces causes plus tard) ne les entretienne. La sudation guérit donc souvent le rhumatisme, et si les sueurs abondantes, dont j'ai parlé plus haut, ne le guérissent pas dans la période aiguë avec fièvre, cela tient en partie, comme je l'ai déjà dit, à l'ataxie des fonctions d'exhalation séreuse.

CHAPITRE IV

Physiologie pathologique des localisations articulaires du Rhumatisme.

Nous avons dit que les tissus affectés étaient les tissus séreux intra ou péri-articulaires, c'est-à-dire les synoviales tendineuses, le tissu cellulo-séreux qui entoure les tendons dépourvus de gaînes, le tissu cellulo-séreux qui recouvre les ligaments sur lesquels glissent d'autres tissus, le tissu cellulaire ambiant, les bourses séreuses sous-musculaires ou sous-cutanées, et enfin, mais plus rarement, les synoviales articulaires. Voyons maintenant ce qui se passe dans ces tissus lorsque l'affection rhumatismale s'y fixe.

Quand, à la suite de l'action du froid, agissant dans les conditions signalées plus haut, il se produit des localisations rhumatismales sur les articulations, les accidents locaux sont toujours le résultat de l'élément initial commun à toutes les maladies catarrhales ; je veux parler du mouvement fluxionnaire séreux provoqué par le trouble des fonctions de la peau. Le mouvement fluxionnaire, en effet, ne peut être nié ; car le rhumatisme, appartenant au groupe des maladies catarrhales, a la même pathogénie que ce groupe morbide ; par conséquent, tout ce que j'ai dit du mouvement fluxionnaire séreux ou séro-muqueux, comme phénomène initial de ces maladies, s'applique au rhumatisme lui-même.

Entre autres preuves que j'ai déjà données, je ne ferai que rappeler ce qui suit :

En parlant du coryza, j'ai démontré combien est évident le mouvement de bascule qui s'établit entre la transpiration cutanée et l'écoulement séro-muqueux de la muqueuse nasale, et j'ai trouvé, dans ce fait, une des preuves de la nature fluxionnaire des maladies catarrhales.

Ce même mouvement de bascule s'établit souvent, d'une façon évidente, entre la transpiration cutanée et l'exhalation séreuse des tissus affectés de rhumatisme. Qui n'a pas remarqué, en effet, que, souvent, un rhumatisme apyrétique diminue ou disparaît avec une légère transpiration pour reparaître lorsque le corps est de nouveau exposé au froid ? Qui ne sait que, le plus ordinairement, les douleurs rhumatismales chroniques reviennent avec une atmosphère chargée d'humidité et disparaissent avec un temps sec et chaud? Je le demande, dans ces divers cas, le mouvement de bascule, dont je viens de parler, n'est-il pas évident pour tout observateur, et ne vient-il pas concourir à confirmer que le rhumatisme est une maladie fluxionnaire ?

Aux nombreuses preuves que j'ai données de la nature fluxionnaire des maladies catarrhales en général, et du rhumatisme en particulier, je me réserve d'en ajouter de nouvelles tirées de la médication.

Je passe immédiatement à l'étude des accidents locaux qui constituent les localisations articulaires du rhumatisme.

Ces accidents se succèdent dans l'ordre suivant :

1° Légère congestion des tissus affectés;

2° Augmentation de l'activité fonctionnelle, avec hyperexhalation d'un liquide séreux irritant;

3° Enfin, accidents inflammatoires résultant des phénomènes qui précèdent.

Nous étudierons, dans le même ordre, les divers éléments qui constituent les localisations articulaires du rhumatisme et nous allons parler :

1° De la congestion des tissus affectés.

Il est difficile de ne pas admettre, quoiqu'elle ne puisse facilement être démontrée, l'existence de la congestion, même avant le développement des accidents inflammatoires ; il me paraît incontestable, en effet, que là où une exhalation et une sécrétion s'exagèrent, le sang doit se porter avec plus d'énergie afin de fournir les matériaux nécessaires à cette exhalation et à cette sécrétion exagérées. On peut aussi, pour le prouver, invoquer l'enchifrènement qui, ordinairement, marque le début du coryza, et qui ne peut être dû qu'à un état congestif de la muqueuse : or, il est certain que ce qui se passe du côté des fosses nasales arrive aussi dans toutes les autres formes de l'affection catarrhale.

2° Augmentation de l'activité fonctionnelle, avec hyperexhalation d'un liquide séreux irritant.

Quant à l'augmentation de l'activité fonctionnelle et à l'hyperexhalation, elles sont très faciles à démontrer ; aussi, pour y arriver, est-il inutile d'entrer dans de longs développements.

Je ne reproduirai pas ici les preuves que j'ai déjà fournies de l'exagération des fonctions de sécrétion et d'exhalation des muqueuses et des séreuses affectées de maladies catarrhales et, par conséquent, de rhumatisme. Je ne vais que citer deux nouveaux faits particuliers à cette dernière affection et venant confirmer ce que je soutiens.

Le premier est le gonflement œdémateux souvent considérable que l'on constate autour des articulations affectées. Ce gonflement péri-articulaire ne tient certainement pas ou tient peu à une plus grande vascularisation des tissus ; il n'est dû qu'à un épanchement plus ou moins abondant de sérosité dans la trame du tissu conjonctif : tout démontre que cet épanchement séreux existe, et qu'il est le résultat de l'hyperexhalation des tissus affectés de rhumatisme.

On pourrait m'objecter que l'épanchement de sérosité dans le tissu cellulaire ne suffit pas pour prouver l'exagération de l'activité fonctionnelle avec hyperexhalation, puisque, le plus souvent, l'œdème peut se produire sans augmentation de l'exhalation séreuse ; je répondrai :

Il y a deux sortes d'œdème : l'œdème actif et l'œdème passif ; le premier, quelle qu'en soit la cause, est déterminé par une irritation sécrétoire du tissu cellulaire ; tandis que le deuxième, quelle qu'en soit aussi la cause, résulte, soit d'un obstacle à la circulation veineuse, soit d'une altération profonde du sang qui, trop séreux, laisse dans les mailles du tissu cellulaire la sérosité en excès, c'est-à-dire que l'œdème aigu provient d'une exagération de l'exhalation séreuse, et l'œdème passif, que j'appellerai aussi l'œdème vrai, est le résultat du ralentissement ou de l'arrêt de l'absorption.

Je soutiens qu'il n'est pas admissible de rattacher l'œdème dans le rhumatisme à l'œdème vrai, c'est-à-dire, à l'œdème passif, car il présente tous les caractères de l'œdème actif, c'est-à-dire, rougeur légère de la peau, douleur, chaleur, en un mot, tous les signes de l'acuité.

Le deuxième fait qui prouve l'exagération de l'activité fonctionnelle, avec hyperexhalation des tissus affectés de rhumatisme articulaire, est tiré de l'anatomie pathologique qui nous montre des épanchements de liquides séro-fibrineux plus ou moins considérables, dans les gaînes des tendons, les bourses séreuses, et les synoviales articulaires sur lesquelles s'est fixée la fluxion rhumatismale. Tout vient donc concourir à prouver que l'hyperexhalation est un des éléments du rhumatisme.

L'activité fonctionnelle exagérée, dont je viens de parler, est une des causes de l'inflammation rhumatismale dont nous allons nous occuper un peu plus loin ; car le mouvement et le frottement amènent la chaleur qui est un des éléments de l'inflammation. N'arrive-t-il pas, en effet, que l'exercice réchauffe le corps et que des frottements rapides mettent le bois en feu? Mais il me paraît difficilement admissible que cette exagération de l'activité fonctionnelle, seule, puisse produire des symptômes d'une acuité semblable à celle que nous observons dans le rhumatisme articulaire aigu : Ainsi, nous voyons souvent que des hyperexhalations et des hypersécrétions très abondantes peuvent se produire, sans que les organes sécréteurs ou exhalants s'enflamment d'une façon très appréciable, comme dans la galactorrhée, la polyurie, la sialorrhée, comme dans les sueurs abondantes.

On observe, il est vrai, quelquefois, dans le rhumatisme articulaire aigu, comme dans bien d'autres maladies, que la sueur provoque des exanthèmes sudoraux; mais la production de ces exanthèmes ne paraît pas être en raison directe de l'abondance de la sueur; chez les phthisiques, par exemple, les sueurs sont souvent persistantes et très abondantes, et cependant les malades sont peu exposés aux exanthèmes sudoraux; tandis que nous voyons ces exanthèmes se produire à la suite de sueurs relativement modérées. Ces exanthèmes résultent donc d'un état particulier de la sueur qui, j'en suis persuadé, est altérée et renferme des principes irritants. Voici d'ailleurs ce qu'en pense Trousseau : « Cette » irritation est le résultat du travail préalable de » la fluxion plus active, dont l'appareil cutané a » été le siége, elle résulte aussi de ce qu'il s'est » déposé à sa surface une quantité de matières » solides plus considérable que celle qui s'y » dépose normalement. Ces phénomènes d'irri- » tation se traduisent par les exanthèmes dont » nous parlons. » Ainsi, pour Trousseau, les exanthèmes sudoraux résultent surtout d'une exagération de la sécrétion normale et aussi de produits anormaux que la sueur dépose sur la peau. Pour moi, la dernière cause est surtout la vraie.

Je reviens à mon sujet et je dis : l'exagération de l'activité fonctionnelle me paraît, mais dans des proportions très limitées, être une des causes de l'inflammation catarrhale.

La cause la plus importante des accidents inflammatoires consiste, certainement, dans les propriétés irritantes des liquides séreux exhalés par les tissus sur lesquels s'est fixée la fluxion rhumatismale.

Je ne reproduirai pas ici les explications que j'ai déjà données, sur les causes qui rendent irritants les produits de l'hyperexhalation des séreuses et de l'hypersécrétion des muqueuses, dans les maladies catarrhales et par conséquent dans le rhumatisme. Je ne reproduirai pas non plus les preuves que j'ai déjà fournies de ces propriétés irritantes ; cependant je dois m'y arrêter encore et ajouter à ces preuves d'autres faits qui viennent confirmer ce que j'avance.

On a quelquefois constaté que la synovie, retirée d'une articulation frappée de rhumatisme, était acide, tandis qu'elle est normalement alcaline ; ce qui semble déjà indiquer, dans cette synovie, une certaine acrimonie, comme le disait Lazarre Rivière, des propriétés irritantes, comme nous le disons nous-mêmes.

Mais, selon moi, une preuve concluante de ces propriétés irritantes, c'est celle tirée de la grande rapidité avec laquelle se développent les accidents inflammatoires dans le rhumatisme articulaire. Un simple mouvement fluxionnaire, quelle que fût sa violence, ne suffirait pas pour l'expliquer, tandis que les propriétés irritantes des liquides séreux nous en donnent l'explication ; et, en effet, la cause de toute inflammation, admise par presque tous les observateurs, est l'irritation, qu'elle soit provoquée par un agent interne, ou un agent externe. Tous les faits relatifs aux inflammations expérimentales et traumatiques le démontrent. C'est là certainement le plus puissant argument qu'on puisse invoquer en faveur des idées que je soutiens, puisque l'expérimentation vient confirmer ce que l'observation et le raisonnement enseignent. Il n'y a donc pas à douter de l'altération et des propriétés irritantes des liquides séreux et séro-muqueux exhalés par les tissus sur lesquels s'est fixée l'affection catarrhale.

Je passe au troisième élément des localisations articulaires du rhumatisme.

3° Accidents inflammatoires résultant des phénomènes qui précèdent.

Quelle est la nature des accidents inflammatoires, dans le rhumatisme ?

Je ne passerai certainement pas en revue les diverses formes de l'inflammation, ce serait trop m'écarter de mon sujet; cependant je dois m'y arrêter un peu afin de pouvoir, dans un instant, donner les raisons qui me font admettre que le rhumatisme articulaire aigu n'est pas un type d'affection inflammatoire.

La symptomatologie des diverses maladies inflammatoires diffère suivant les organes qui en sont le siége. Ainsi, la symptomatologie des phlegmasies du cerveau, à part les caractères communs aux inflammations, ne sera pas la même que celle des phlegmasies du foie, chaque organe exprimant sa souffrance par des symptômes qui lui sont propres.

Mais les différences les plus essentielles entre les diverses formes inflammatoires tiennent surtout à leur siége anatomique. Les phlegmasies de la peau, par exemple, présentent des caractères qui diffèrent, suivant que tel ou tel élément constitutif de ce tissu en est le siége. Ainsi, l'inflammation des capillaires sanguins ne ressemble, que par certains côtés, à l'inflammation du système lymphatique du même organe. Il en est de même pour les glandes sudoripares, les follicules sébacés, les bulbes pileux et le tissu exhalant, dont les phlegmasies présentent une symptomatologie différente.

Avant d'exposer, telle que je la comprends, la théorie de l'inflammation catarrhale, je vais, pour mieux faire saisir ma pensée, tracer le tableau comparatif de deux variétés d'inflammation atteignant une même muqueuse, et cet exemple, je vais encore le prendre du côté des fosses nasales.

Quand, chez un individu, à la suite d'une impression de froid, il se produit un coryza; quand, chez un autre, à la suite d'une blessure de la muqueuse nasale, il se manifeste des accidents inflammatoires; dans les deux cas, il s'agit d'une inflammation de la muqueuse, et cependant ces deux états pathologiques diffèrent. Pour l'établir, je vais tracer le diagnostic différentiel de ces deux formes inflammatoires.

Inflammation catarrhale des fosses nasales ou coryza	Inflammation suppurative de la muqueuse des fosses nasales ou rhinite
—	—
Peu ou point de douleur.	Douleurs vives, pulsatives.
Rougeur peu intense.	Rougeur très foncée, presque violacée.
Sentiment de chaleur peu développé.	Chaleur beaucoup plus intense.
Tuméfaction légère.	Tuméfaction beaucoup plus prononcée.
Exagération des fonctions de sécrétion et d'exhalation.	Sécheresse de la muqueuse.
La maladie se termine par un écoulement séro-muqueux.	La maladie se termine par suppuration ou au moins avec une tendance marquée à la suppuration.

C'est-à-dire que dans le deuxième cas, les signes communs aux différentes formes inflammatoires offrent une intensité beaucoup plus grande, et présentent même certains caractères que l'on ne rencontre pas dans le premier. Je n'hésite pas à considérer comme une inflammation type, non l'inflammation catarrhale du coryza, mais l'inflammation suppurative de la rhinite.

Dans le coryza, l'inflammation catarrhale a pour siége anatomique, comme nous le dirons plus loin, les follicules muqueux et les cellules de l'élément conjonctif qui entre dans l'organisation de la muqueuse, tandis que dans l'inflammation suppurative, c'est le système capillaire sanguin qui est primitivement affecté.

Je vais m'expliquer en étudiant le siége anatomique des deux principales formes cliniques de l'inflammation ; je veux dire, l'inflammation phlegmoneuse et l'inflammation catarrhale.

Il existe deux théories principales de l'inflammation : la théorie vasculaire que défendent MM. Lebert, Charles Robin, Marey, et la théorie cellulaire formulée par M. Virchow. Les partisans de ces deux théories sont exclusifs, et chacun, avec la sienne, prétend expliquer tous les phénomènes inflammatoires.

Je crois que dans les deux camps on est également dans l'erreur, et que les deux théories sont vraies, suivant les cas auxquels elles s'appliquent. Ainsi, selon moi, la théorie cellulaire ne peut expliquer tous les phénomènes pathologiques de l'inflammation phlegmoneuse, et la théorie vasculaire ne peut donner une idée satisfaisante de l'inflammation catarrhale des séreuses, du tissu conjonctif et des muqueuses ; et je reste convaincu que l'inflammation type, phlegmoneuse, suppurative, débute dans le système capillaire sanguin par des phénomènes dont nous allons nous occuper un peu plus loin, et que l'inflammation catarrhale consiste dans l'inflammation des follicules muqueux et des cellules du tissu exhalant.

Je vais, à ce sujet, entrer dans quelques développements.

DE L'INFLAMMATION TYPE, PHLEGMONEUSE, SUPPURATIVE.

Cette forme de l'inflammation a pour siége anatomique primitif les capillaires sanguins ; la théorie vasculaire de l'inflammation l'explique, selon moi, d'une façon très satisfaisante.

Si, comme le prétend M. Virchow, toute inflammation débutait par une irritation des cellules du tissu conjonctif, comment s'expliquer que les inflammations phlegmoneuses se terminent ou ont une tendance à se terminer par suppuration, tandis que le contraire a lieu pour les maladies catarrhales? Cela seul me semble établir, entre ces deux formes inflammatoires, une différence qui n'est pas assez remarquée. Et, en effet, si, dans ces deux formes, les mêmes éléments anatomiques étaient affectés, et l'étaient de la même façon, la marche et la terminaison de ces inflammations ne différeraient pas ou différeraient peu.

Voici, en quelques mots, et tel que je le conçois, le tableau des phénomènes pathologiques de l'inflammation type.

Consécutivement à l'irritation, les capillaires se contractent et le cours du sang s'y accélère; puis, peu à peu, les capillaires se dilatent, la circulation s'y ralentit et enfin la stase du sang peut être complète et la circulation interrompue. Il se produit alors un exsudat dans la trame du tissu cellulaire ambiant; soit que les capillaires livrent passage à la partie liquide du sang, comme le disent M. Lebert et beaucoup d'autres auteurs, soit que la circulation, en retour, étant interrompue ou ralentie par la stase sanguine, l'absorption se fasse avec difficulté dans les tissus enflammés et donne lieu à une espèce d'œdème ; soit enfin, que le tissu cellulaire voisin, participant à l'état inflammatoire des vaisseaux, exhale un liquide séro-fibrineux. Il est infiniment probable que l'exsudat résulte de ces trois causes.

Les phénomènes vasculaires marquent donc le début de l'inflammation type et la caractérisent ; tandis que l'exsudat et les autres phénomènes extra-vasculaires ne sont que secondaires.

Quels sont les autres phénomènes pathologiques intra et extra vasculaires de l'inflammation phlegmoneuse ? Quand les accidents inflammatoires ne sont pas poussés trop loin et que le mouvement circulatoire se fait encore assez bien dans les capillaires, l'inflammation peut se terminer par résolution, parce qu'alors il ne se produit aucun trouble de nutrition dans les tissus affectés.

Mais, si la stase sanguine est complète ou à peu près complète dans les capillaires, il se produira du pus, et voici comment, d'après la plupart des histologistes :

Cornil et Ranvier, dont je partage entièrement, à ce sujet, la manière de voir, s'expriment ainsi : « Les cellules embryonnaires possèdent un noyau » rond ou ovalaire ; tant que la division du noyau » et l'apport de matériaux nutritifs s'effectuent » bien, une cellule donne régulièrement naissance » à deux autres, et, tant que l'hyperplasie est » active, on trouve peu de cellules à plusieurs » noyaux. Mais si les matériaux nutritifs n'arrivent » plus, la division des noyaux continue à s'effec- » tuer, mais la cellule ne se divise plus. Aussi » voit-on les cellules contenir de deux à cinq » noyaux. Elles prennent alors le nom de globu- » les de pus et ne diffèrent des cellules embryon- » naires que par le nombre et l'atrophie de leurs » noyaux.

« Les globules de pus ne sont donc autre » chose que des cellules embryonnaires à un » faible degré de vitalité : il n'est pas démontré » qu'elles aient cessé de vivre, mais peu s'en faut. » Cette atrophie des noyaux est constante dans » tous les éléments qui meurent ou s'éliminent, » par exemple, dans les cellules de la couche » cornée de l'épiderme. » (1)

(1) CORNIL et RANVIER. — *Manuel d'histologie pathologique*, page 91.

Ainsi, pour qu'il y ait suppuration, il faut que les matériaux nutritifs n'arrivent plus aux cellules du tissu conjonctif et que ces cellules, par défaut de nutrition, s'altèrent, s'atrophient et deviennent des globules de pus ; or, dans l'inflammation type c'est ce qui arrive ; et en effet, il est démontré que la circulation est plus ou moins complètement interrompue dans les capillaires enflammés.

Il n'est donc pas étonnant que les cellules qui constituent le tissu lamineux dans lequel se trouve le foyer inflammatoire, ne recevant plus les matériaux nécessaires à leur nutrition, se mortifient.

Les cellules du tissu cellulaire converties en globules de pus forment la plus grande partie des matières solides du pus ; on y rencontre aussi des globules sanguins rouges et blancs, soit que ces globules aient traversé les parois des vaisseaux, soit que les capillaires sanguins affectés d'inflammation aient été détruits avec le tissu cellulaire ambiant : on peut y trouver aussi de la graisse, de l'épithélium et des débris du tissu malade. Quant à la partie liquide du pus, elle est surtout constituée par l'exsudat.

Je n'ai pas la prétention de tracer ici le tableau complet de tous les phénomènes pathologiques de l'inflammation type, je n'ai à dire que ce qui me paraît utile à l'exposition du sujet que je traite.

DE L'INFLAMMATION CATARRHALE

L'inflammation catarrhale n'est pas une inflammation type, elle ne frappe pas les mêmes éléments anatomiques que l'inflammation phlegmoneuse, ou bien ne les frappe pas dans le même ordre. C'est pour cela que, dans ces deux variétés d'inflammation, l'évolution des phénomènes inflammatoires n'est pas la même.

Dans l'inflammation type, comme je l'ai déjà dit, les phénomènes vasculaires marquent le début de la maladie et priment les autres, tandis que les phénomènes extra-vasculaires sont secondaires.

Dans l'inflammation catarrhale, au contraire, les phénomènes extra-vasculaires constituent essentiellement l'inflammation, tandis que les phénomènes vasculaires ne sont que consécutifs aux phénomènes extra-vasculaires. Nous allons, un peu plus loin, en dire quelques mots.

Dans le rhumatisme articulaire aigu, qui est une des formes de l'affection catarrhale, ce sont, comme nous l'avons dit, les synoviales articulaires ou tendineuses, le tissu cellulo-séreux, ou les bourses séreuses qui sont affectés.

Quel est l'élément anatomique de ces tissus qui est le siége primitif de l'inflammation rhumatismale?

Il est regrettable que l'histologie normale et la physiologie des tissus séreux laissent encore beaucoup à désirer, et qu'on ne soit pas d'accord sur le mode d'exhalation des liquides séreux. On admet généralement, aujourd'hui, que l'exhalation se fait par les pores organiques des membranes et à travers les parois des vaisseaux capillaires. Autrefois, on admettait généralement l'existence de vaisseaux exhalants ; d'autres enfin, avaient exposé, mais sans vraisemblance, que les liquides séreux étaient fournis par des glandes sécrétoires. Je crois, pour ma part, que la science n'a pas dit son dernier mot à ce sujet, en voici les motifs.

Est-il bien vrai que l'exhalation se fasse à travers les parois des vaisseaux capillaires? s'il en était ainsi, il me semble que les tissus seraient d'autant plus aptes à exhaler, qu'ils sont plus vasculaires.

Le tissu musculaire, la substance cérébrale, les parenchymes du foie, de la rate, etc., devraient, eux aussi, exhaler de la sérosité puisque ces tissus renferment une grande quantité de vaisseaux capillaires : or, il n'en est pas ainsi, ce rôle n'étant réservé qu'au tissu conjonctif et à ses dérivés, comme les dermes, des séreuses, des muqueuses et de la peau, qui ne sont cependant pas plus vasculaires que les tissus cités plus haut. Ceci semble donc indiquer que le rôle principal et peut-être exclusif, dans l'exhalation, est réservé, non aux vaisseaux capillaires, mais bien au tissu lamineux.

Un autre raison qui me fait conclure, comme je viens de le faire, est la suivante.

On remarque que la plupart des liquides séreux diffèrent : la synovie n'est pas identique au liquide cérébro-rachidien, celui-ci ne l'est pas à la sérosité de la plèvre. Si, comme on le croit aujourd'hui, les liquides séreux sortaient directement par les pores organiques des membranes et à travers les parois des vaisseaux capillaires, tous les liquides séreux devraient avoir la même composition ; or, comme il n'en est pas ainsi, il semble rationnel de penser qu'ils doivent traverser des organes ou des tissus qui modifient, chacun à sa façon et selon la destination du liquide séreux, le plasma du sang.

Mais quel est cet organe, quel est ce tissu qui remplit le rôle d'organe sécréteur? c'est probablement le tissu cellulaire condensé qui forme la charpente des membranes séreuses, charpente qui, bien que formée exclusivement de tissu conjonctif, doit différer dans chaque membrane, quoique ces différences ne puissent pas être appréciées avec nos instruments d'optique. Il est probable, en effet, que la séreuse qui exhale les humeurs de l'œil, celles qui exhalent la synovie, et celles qui exhalent le liquide céphalo-rachidien, doivent ne pas être absolument identiques. Je crois donc que le derme de la séreuse remplit le rôle de glandes sécrétoires, et que c'est en le traversant que le plasma du sang se trouve modifié selon les vues de la nature, chaque séreuse sécrétant, si je puis m'exprimer ainsi, le liquide qui lui est propre. Le seul élément constitutif du tissu conjonctif est la cellule ; cette cellule ne pourrait-elle pas jouer un rôle dans l'exhalation des séreuses ? Quoiqu'il en soit, je vais maintenant parler du siége anatomique de l'inflammation catarrhale.

Si la théorie vasculaire explique très bien les phénomènes pathologiques qui accompagnent l'inflammation type, elle ne saurait satisfaire, quand il s'agit de l'inflammation catarrhale. Avec la théorie cellulaire, au contraire, nous pouvons expliquer la marche des accidents inflammatoires qui se produisent dans le rhumatisme ou toute autre maladie appartenant au même groupe morbide.

Le siége primitif des inflammations catarrhales est, selon moi, le follicule muqueux et la cellule du tissu conjonctif pour les muqueuses, et la cellule du derme (tissu conjonctif condensé) pour les séreuses.

Voici ce qui me paraît se passer quand, sous l'action du froid et d'un trouble dans les fonctions de la peau, il se produit, du côté des séreuses, un mouvement fluxionnaire.

Comme nous l'avons déjà dit et prouvé, le liquide séreux exhalé est irritant. Que l'exhalation de ce liquide se fasse par les pores organiques des membranes ; qu'elle se fasse à travers les parois des vaisseaux capillaires, que ce soit par des vaisseaux exhalants, ou que les cellules de l'élément lamineux jouent un rôle dans l'exhalation, peu importe. Le liquide séreux irritant, exhalé, enflamme les cellules du tissu conjonctif avec lesquelles il est en contact. Ces cellules étant enflammées, les vaisseaux capillaires voisins, en vertu du principe posé par Hippocrate, *ubi stimulus, ibi fluxus,* se congestionnent, comme les capillaires de la peau se congestionnent quand on applique la chaleur ou que l'on fait des frictions rudes sur le tégument externe. Mais cette réplétion des vaisseaux ne dépasse jamais la limite de la congestion et n'entraîne pas de stase sanguine ; le mouvement circulatoire continue à s'y faire, et c'est pour cela que l'affection ne laisse, ordinairement, aucune trace de son passage. L'absence de stase sanguine et la continuation du mouvement circulatoire expliquent aussi pourquoi les inflammations catarrhales ne se terminent pas, à moins de complications, par une perte de substance, comme la suppuration, la gangrène ou l'ulcération ; et en effet, la circuation n'étant pas interrompue, les matériaux nutritifs continuent à être portés vers les cellules enflammées du tissu conjonctif ; ces cellules recevant les éléments nutritifs dont elles ont besoin ne s'atrophient pas, et par conséquent ne se convertissent pas en globules de pus.

Je sais bien qu'on a trouvé quelquefois dans les liquides exhalés par les muqueuses et les séreuses affectées de maladies catarrhales, quelques globules de pus; mais je dirai avec M. Heurtaux : « Il ne suffit pas d'un petit nombre de glo-
» bules purulents pour qu'on puisse dire que
» l'inflammation est suppurative ou qu'elle s'est
» terminée par suppuration. En étudiant au mi-
» croscope les exsudats et les néo-formations
» organisées qui succèdent au travail inflamma-
» toire, on y observe toujours un certain nombre
» de globules purulents et cependant on n'a
» point affaire à une inflammation suppurative.
» Il y a là une question de quantité dont il faut
» tenir compte; les corpuscules isolés ne suffi-
» sent pas; il faut qu'ils soient groupés en grand
» nombre, séparés seulement par le liquide qui
» leur sert de véhicule. Dans ce dernier cas seu-
» lement, le pus se trouve constitué avec les
» caractères généraux que nous lui avons assi-
» gnés. » (1)

(1) *Nouveau dictionnaire de médecine et de chirurgie pratique.* T. 18. p. 674.

MM. Cornil et Ranvier disent aussi : « Les
» globules de pus peuvent exister en grand nombre dans un tissu sans que leur présence se révèle à l'œil nu par les caractères physiques du liquide appelé pus.

» C'est ainsi que le tissu des bourgeons charnus en renferme ; c'est ainsi que le mucus et le liquide des membranes séreuses en contiennent en plus ou moins grand nombre à l'état normal. » (1)

Les globules purulents que l'on rencontre dans les flux séreux ou séro-muqueux proviennent des cellules épithéliales qui, en se mortifiant et s'éliminant, se convertissent en globules purulents ; c'est cette desquamation des cellules épithéliales qui rend quelquefois les surfaces séreuses assez rugueuses pour faire entendre, lorsque les deux feuillets glissent l'un sur l'autre, un bruit de frôlement, comme il arrive souvent dans le cours de la pleurésie.

Existe-t-il du côté de la peau une forme inflammatoire ayant quelque analogie avec l'inflammation catarrhale des muqueuses et des séreuses ?

(1) CORNIL et RANVIER. — *Manuel d'histologie pathologique*, p. 92.

Je le crois : les inflammations bulleuses, vésiculeuses, et surtout celle provoquée par l'application d'un vésicatoire, pourvu que ce vésicatoire n'ait pas été trop long-temps appliqué et n'ait pas désorganisé la peau, me paraissent, quant au siége anatomique, avoir une certaine analogie avec les inflammations catarrhales.

Comme nous l'avons dit, ces dernières frappent, tant du côté des muqueuses que du côté des séreuses, le système exhalant; de même que dans les affeions bulleuses, eczémateuses, et à la suite de l'application d'un vésicatoire, l'inflammation atteint le système exhalant de la peau; et remarquez bien, pour compléter l'analogie, combien les exsudats que vous trouvez dans les séreuses atteintes d'inflammation catarrhale ressemblent aux exsudats produits par l'application d'un vésicatoire.

Je conclus de tout ce qui précède, que l'inflammation catarrhale ou rhumatismale est sans altération profonde du système sanguin, et que c'est précisément cette absence d'altération de ce système qui fait que la maladie n'est pas une inflammation type, et que, venant à abandonner une articulation, il reste peu ou point de trace de son passage, la congestion du tissu disparaissant après la mort; tandis que dans l'arthrite traumatique, par exemple, qui est une inflammation type, les choses ne se passent pas de la même façon.

Etablissons, au point de vue de l'anatomie pathologique, les différences qui existent entre l'inflammation rhumatismale d'une articulation et l'arthrite traumatique qui est, pour moi, l'inflammation type.

Dans ses expériences sur les arthrites aiguës, M. Richet signale les résultats suivants : « L'in-
» flammation de la synoviale qui marche réguliè-
» rement passe par les degrés suivants : Injec-
» tion des tissus sous-séreux, taches ecchymo-
» tiques, chute du feuillet épithélial, aspect grenu,
» grumeleux et enfin mamelonné de la synoviale,
» formation d'un repli œdémateux au pourtour du
» cartilage; production de fausses membranes.
» Le liquide sécrété est d'abord séreux, puis
» roussâtre, et ce n'est guère que vers le troi-
» sième jour qu'il devient séro-purulent ». (1)
Telles sont les lésions de l'arthrite franche.

(1) *Dictionnaire Encyclopédique des Sciences médicales.* — Article Arthrite, page 333.

Nous voyons que les capillaires sanguins sous-séreux sont non-seulement injectés mais le siége d'une stase sanguine, puisqu'on observe des taches ecchymotiques.

Nous voyons aussi que la maladie, si l'inflammation est intense, se termine par une altération de la synoviale et par suppuration ; tandis que l'inflammation rhumatismale se termine toujours par résolution, à moins qu'un autre élément ne vienne la compliquer.

Il ne faut que jeter un coup d'œil sur la symptomatologie de l'arthrite et du rhumatisme articulaire, pour être convaincu que c'est l'arthrite et non le rhumatisme qui offre les caractères de l'inflammation type ; car les symptômes communs à toutes les inflammations sont plus développés dans la première que dans la deuxième affection. Et, en effet, une articulation est-elle atteinte d'arthrite aiguë ? Elle sera, même lorsque le membre est en repos, le siége d'une douleur intolérable, tantôt *pongitive*, tantôt *lancinante*, tandis que, dans le rhumatisme, la douleur est supportable, si l'on n'imprime pas de mouvements à l'articulation. Quant à la rougeur, elle est quelquefois tellement intense dans l'arthrite, qu'on dirait un phlegmon, tandis que dans le rhumatisme elle est peu foncée, diffuse et sans limites précises. Il en est de même pour la chaleur, qui est beaucoup plus développée sur une articulation atteinte d'arthrite aiguë que sur une articulation affectée de rhumatisme articulaire aigu. La tuméfaction, dans l'arthrite comme dans le rhumatisme, peut quelquefois être portée très loin ; mais il faut remarquer que, dans la première, la tuméfaction ne s'étend guère au delà de l'articulation, qu'elle déforme ; tandis que, dans la seconde, la tuméfaction, plus diffuse, s'étend à une certaine distance de l'articulation : cela vient de ce que, l'arthrite étant une véritable inflammation, la tuméfaction qui en résulte est amenée surtout par la congestion des vaisseaux capillaires, et, conséquemment, reste davantage localisée, tandis que, dans le rhumatisme, elle provient particulièrement de l'exhalation séreuse qui se fait dans la trame du tissu cellulaire, et, par là, peut plus facilement s'étendre.

Ce qui encore concourt à prouver que c'est l'arthrite et non le rhumatisme qui est le type de l'affection inflammatoire, c'est qu'elle ne se déplace pas. Les maladies reconnues par tous les médecins comme franchement inflammatoires, le phlegmon, etc., ne sont pas mobiles, tandis que le rhumatisme articulaire, au contraire, est d'une mobilité remarquable.

On a cherché à prouver la nature franchement inflammatoire du rhumatisme articulaire aigu par la couenne qui se forme sur le sang tiré par la phlébotomie. Je ne comprends pas qu'on puisse s'arrêter à ce signe ; car on sait que les diverses théories de la formation de la couenne ne reposent sur rien de positif.

On croit généralement qu'elle est le résultat d'un travail inflammatoire qui se fait dans l'économie, ou au moins d'une tendance à l'inflammation ; rien n'est plus douteux que cette affirmation ; et, entre autres preuves, je n'ai qu'à rappeler que le sang des chlorotiques est couenneux, que celui des scorbutiques l'est aussi ; et cependant la chlorose et le scorbut ne sont pas des maladies inflammatoires ; et qu'à indiquer l'expérience de Simpson qui, après avoir fait au bras ou à la cuisse une ligature très serrée, qu'il laissait subsister pendant trois ou quatre heures, ouvrait ensuite largement une veine au-dessous de la ligature et obtenait un sang aussi couenneux que celui des rhumatisants.

Bien que les causes de la formation de la couenne et de l'augmentation de la fibrine dans le sang soient assez obscures, je vais cependant me hasarder à dire ce qui me paraît être la vérité :

La couenne se forme, et en cela je suis de l'avis de P. A. Béclard, toutes les fois que l'équilibre entre les globules et la fibrine est rompu en faveur de cette dernière : soit que la proportion de fibrine augmentant, celle des globules reste la même ; soit que la proportion de fibrine, restant à l'état normal, les globules diminuent ; soit enfin que, sous l'influence de la même affection, comme le rhumatisme, par exemple, la fibrine augmentant, dans des proportions considérables, le nombre des globules, sous l'influence de la fièvre, diminue : ce qui revient à dire que, lorsque les globules ne sont pas assez nombreux relativement à la quantité de fibrine, et que lorsque, la quantité de fibrine nécessaire à la formation du caillot a entraîné dans ses mailles la totalité des globules, la fibrine qui reste en excès forme la couenne.

Je vais fournir des exemples de ce qui précède.

Comme je viens de le dire, la quantité de globules et de fibrine varie souvent dans les divers états pathologiques.

Quand il en est ainsi, il peut se présenter quatre cas.

Dans le premier, les globules et la fibrine peuvent augmenter en quantité proportionnelle, comme dans la pléthore où les globules augmentent de quelques grammes et la fibrine de quelques centigrammes ; ainsi 1,000 grammes de sang d'un pléthorique fournissent 138 grammes de globules et 2,40 centigrammes de fibrine.

Dans le deuxième, la quantité de globules restant la même qu'à l'état normal ou s'élevant peu, la fibrine augmente dans des proportions plus ou moins considérables, comme dans la fièvre puerpérale où 1,000 grammes de sang fournissent 140 grammes de globules et 6,76 centigrammes de fibrine.

Dans le troisième, les globules diminuent tandis que la proportion de fibrine reste la même qu'à l'état normal ; ainsi dans l'anémie légère où l'on trouve sur 1,000 grammes de sang 110 grammes de globules et 2 grammes de fibrine.

Dans le quatrième, les globules diminuent et la fibrine augmente ; comme dans la pneumonie où 1,000 grammes de sang fournissent 120 grammes de globules et 6,80 centigrammes de fibrine.

Les chiffres que je viens de donner prouvent combien les quantités relatives de globules et de fibrine peuvent varier.

Plus l'écart entre ces deux principes constitutifs du sang s'accroît, c'est-à-dire, plus la quantité relative de fibrine est grande, plus la couenne est épaisse.

Pour le prouver, je vais, en m'appuyant sur les chiffres fournis par MM. Becquerel et Rodier, tracer le tableau comparatif des différences quantitatives qui existent entre les globules et la fibrine dans plusieurs maladies.

Etat normal	1,48	de fibrine pour	100 de globules.
Pléthore	1,48	id.	id.
Anémie légère	1,80	id.	id.
Fièvre éphémère	2	id.	id.
Scarlatine	2,10	id.	id.
Apoplexie	2,15	id.	id.
Choléra	2,25	id.	id.
Albuminurie chronique	2,55	id.	id.
Grossesse	3,15	id.	id.
Ictère	3,20	id.	id.
Hydropisie cachectique	3,55	id.	id.
Anémie très prononcée	3,72	id.	id.
Bronchite aiguë fébrile	3,90	id.	id.
Endocardite	3,90	id.	id.
Fièvre puerpérale	4,85	id.	id.
Chlorose	4,90	id.	id.
Pleurésie	5,06	id.	id.
Rhumatisme / Pneumonie	5,50	id.	id.

L'examen de ce tableau vient confirmer ce que j'ai dit plus haut, c'est-à-dire que la couenne est d'autant plus épaisse que l'écart entre la quantité des globules et la quantité de fibrine est plus grand. En effet, dans les maladies qui se trouvent en tête de ce tableau, c'est à peine si la couenne est apparente, parce que l'écart entre les globules et la fibrine dépasse peu celui de l'état normal. Mais dans les maladies qui suivent, la couenne devient de plus en plus épaisse parce que l'écart entre les globules et la fibrine devient de plus en plus considérable. Ainsi, dans la fièvre éphémère, c'est à peine si une couenne se forme parce que le sang ne contient, en moyenne, que 2 de fibrine pour 100 de globules. Dans la grossesse, elle est plus épaisse, parce que le sang contient, en moyenne, 3,15 de fibrine pour 100 de globules. Dans la bronchite aiguë fébrile, elle est plus épaisse que dans la précédente maladie, parce que le sang contient 3,90 de fibrine pour 100 de globules. Dans la chlorose, elle est plus épaisse encore, parce que le sang renferme 4,90 de fibrine pour 100 de globules. Enfin, dans le rhumatisme et la pneumonie, elle a son maximum d'épaisseur, parce que le sang contient de 5,50 à 6,50 de fibrine pour 100 de globules. Il est donc bien évident que la couenne devient plus épaisse à mesure que la différence entre la quantité des globules et de la fibrine augmente.

On voit également, par ce tableau et les chiffres fournis par MM. Becquerel et Rodier, dans leur *Traité de chimie pathologique*, que l'augmentation de la fibrine dans le sang ne résulte pas nécessairement d'une inflammation, ni d'une disposition à l'inflammation, ni d'une pyrexie, puisque, dans les hydropisies cachectiques, l'ictère, la grossesse et la chlorose, par exemple, la quantité absolue de fibrine dans le sang est beaucoup plus considérable que dans la fièvre éphémère, la fièvre typhoïde, la fièvre scarlatine et les autres pyrexies.

Si la couenne avait son plus haut degré de développement dans les maladies franchement inflammatoires, comme les pneumonies traumatiques, les vastes phlegmons, les inflammations consécutives aux grands traumatismes, on serait en droit de conclure, comme on l'a fait ; mais précisément, dans ces maladies qui sont évidemment des inflammations types, la couenne est moins développée que dans le rhumatisme. Il faut donc rechercher ailleurs que dans un travail inflammatoire la cause de l'augmentation de la fibrine et de la formation de la couenne.

En consultant les chiffres fournis par MM. Becquerel et Rodier, on voit que c'est dans les maladies catarrhales les plus aiguës que l'augmentation de la proportion de fibrine est surtout importante ; ainsi, dans le rhumatisme, la pleurésie, la pneumonie ; c'est-à-dire, dans les maladies occasionnées par un trouble des fonctions de la peau et constituées par des mouvements fluxionnaires séreux ou séro-muqueux.

Quelle est la raison de ce fait d'observation, c'est-à-dire, pourquoi la couenne a-t-elle dans les maladies catarrhales les plus aiguës son maximum d'épaisseur ?

Nous allons en rechercher la cause ; non pas qu'on puisse actuellement arriver à la connaître absolument, les données de la science ne suffisent pas pour cela ; mais je crois qu'on peut chercher la vérité avec l'espoir de la trouver tôt ou tard. Quant à moi, je suis assez disposé, quoique, je le répète, je ne puisse donner à ce sujet rien de positif, à considérer l'augmentation de la fibrine dans le sang comme le résultat d'un trouble fonctionnel. Voici de quelle façon je l'explique :

Quelle est l'origine du sang? comment se renouvelle-t-il dans l'économie? Voici ce que dit P.-A. Béclard : « Tous les matériaux solides

» ou liquides qui entrent dans la composition du » sang procèdent évidemment des substances » alimentaires introduites dans le tube digestif, » et portées par absorption, soit immédiatement » dans le système veineux par les veines de » l'intestin (veines mésaraïques), soit médiate- » ment par le canal thoracique. Or, les subs- » tances alimentaires...., peuvent être divisées » en trois catégories : la première comprend les » substances albuminoïdes ou azotées neutres, » (albumine, fibrine, caséine, glutine, légumine); » la seconde, très répandue dans le règne vé- » gétal, comprend les matières amylacées ou » sucrées ; la troisième, les matières grasses tant » animales que végétales. » (1).

Il est inconstestable que la presque totalité des matériaux nutritifs introduits dans l'organisme passe par le tube digestif.

Mais est-il bien vrai que le sang, dans tous ses éléments, n'est directement constitué que par les seuls matériaux qui traversent les veines mésaraïques et le canal thoracique? Est-il vrai, en un mot, que le sérum du sang commence à se constituer exclusivement dans ces veines et

(1) Béclard. — *Anatomie générale*, p. 267.

ce canal aux dépens du chyle et de la lymphe, et complète son organisation dans le torrent circulatoire? J'avoue que j'éprouve un certain embarras à l'admettre, en voici les raisons :

On sait que si l'on fait à un individu, soumis à une diète sévère, une ou plusieurs saignées, la quantité de sang, après un court espace de temps, est la même qu'auparavant dans les vaisseaux sanguins ; par conséquent, le sérum ne me paraît pas venir en totalité des matériaux qui lui arrivent par les veines mésaraïques et le canal thoracique, puisqu'on n'a rien ou presque rien introduit dans le tube digestif; ces matériaux ne seraient pas en assez grande quantité pour amener un résultat aussi prompt.

Il existe une vaste séreuse qui tapisse les cavités du cœur, et forme le feuillet interne des artères et des veines. Cette vaste séreuse n'a pas été placée là pour ne remplir aucun rôle. Celui qu'elle joue, au contraire, me paraît double et très important.

1° D'exhaler un liquide séreux qui favorise le glissement du sang sur les parois des vaisseaux sanguins.

2° D'exhaler probablement aussi, en partie ou en totalité, le sérum du sang ; et ce qui me le fait supposer, je le répète, c'est la rapidité avec laquelle se renouvelle le sang après une grande hémorrhagie. Or, la vaste séreuse de l'appareil circulatoire suffit pour exhaler en si peu de temps, le sérum retiré par la saignée ou perdu dans une hémorrhagie.

Je suis d'autant plus disposé à admettre que le sang, pour se constituer, ne se sert pas exclusivement des matériaux qui lui viennent des veines mésaraïques et du canal thoracique, que nous savons très bien que certaines substances peuvent passer, pour arriver dans le torrent circulatoire, par d'autres voies. Ces voies se trouvent répandues dans tout l'organisme, partout où il y a des veines, des capillaires sanguins et des vaisseaux lymphatiques, et partout, en un mot, où l'absorption peut se faire. Je ne crois pas devoir insister davantage sur un fait parfaitement connu.

Mais ce qui surtout me porte à admettre que la séreuse de l'appareil circulatoire joue un rôle important dans la production du sérum du sang, c'est l'analogie, à peu près complète, qui existe entre lui et les liquides hydropiques. Cette analogie, constatée par tous les histologistes, entre la composition de ces deux liquides séreux, ne semble-t-elle pas indiquer l'analogie des organes qui les fournissent? c'est là mon avis.

Il ne faut pas perdre de vue que chacune des membranes qui constituent les artères et les veines ont leur importance et leur destination particulières. L'externe semble n'exister que comme moyen de protection afin d'éviter la rupture des vaisseaux ; la moyenne, très résistante, non-seulement remplit le même rôle que l'externe, mais encore est composée de fibres contractiles qui, subissant l'action des nerfs vaso-moteurs, favorisent le mouvement circulatoire; l'interne, au point de vue du système sanguin, paraît être la plus importante, puisque dans les dernières ramifications des artères et des veines, les membranes externe et moyenne disparaissent ; ce qui est surtout apparent pour les veines, dans les sinus du crâne, dans les extrémités spongieuses des os : tandis que la membrane interne se continue, et alors constitue à elle seule les parois vasculaires. Cette membrane est donc la plus indispensable au système sanguin, et le rôle qu'elle joue doit être prépondérant puisqu'il n'y a pas de vaisseaux sanguins sans elle.

La séreuse, dont je viens de parler, entre donc dans l'organisation de toutes les artères et de toutes les veines, et je dois ajouter, dans celle de tous les vaisseaux lymphatiques. Donc, tout ce qui arrive dans le torrent circulatoire, comme dans les vaisseaux lymphatiques, doit nécessairement traverser cette séreuse.

Ceci admis, n'est-il pas rationnel de penser que cette séreuse modifie, selon les vues de la nature, les matériaux qui lui sont fournis par la digestion et l'absorption, et constitue, tel qu'il est, le sérum du sang, comme chaque séreuse exhale le liquide qui lui est propre? Et en effet, si les liquides absorbés passaient dans le torrent circulatoire sans subir l'action de cette séreuse, est-ce que la constitution du sang ne serait pas modifiée à chaque instant?

Si ce que je viens de dire n'est pas l'expression exacte de la vérité, il est, au moins selon moi, bien rationnel de le penser; aussi, je crois que la théorie de la formation du sang offre aux physiologistes un vaste champ d'étude.

En admettant ce qui précède, c'est-à-dire, que le rôle de la séreuse de l'appareil circulatoire est d'exhaler un liquide séreux destiné à favoriser le glissement du sang sur les parois des vaisseaux, et aussi de fournir en totalité ou en partie le sérum du sang; recherchons quelle peut être la cause de la très grande augmentation de la quantité absolue de la fibrine dans le sang des malades atteints de maladies catarrhales, et plus particulièrement de rhumatisme articulaire aigu.

Il ne faut pas oublier que ces maladies, et surtout le rhumatisme, sont provoquées par un trouble des fonctions d'exhalation et par l'altération des liquides séreux ou séro-muqueux exhalés par les tissus sur lesquels s'est fixée la fluxion catarrhale. Ne trouverions-nous pas, dans ces deux faits, l'explication de la très grande quantité de fibrine que l'on constate dans le sang des malades atteints de rhumatisme articulaire aigu fébrile? Je le crois, et en voici les motifs.

L'observation et les études qui ont été faites sur l'inflammation catarrhale de la séreuse de l'appareil circulatoire, prouvent que l'endocarde est presque toujours, dans le rhumatisme articulaire aigu fébrile, le siége d'accidents inflammatoires. Dans ces conditions, cette séreuse doit, comme toutes les autres séreuses sur lesquelles s'est fixée la fluxion rhumatismale, exhaler un liquide séro-fibrineux qui, nécessairement, est entraîné par le torrent circulatoire et va augmenter la quantité de fibrine du sang.

Poussant plus loin l'étude des accidents inflammatoires qui peuvent se développer dans l'appareil circulatoire, je me suis souvent posé cette question : la séreuse des artères et des veines est-elle susceptible, dans le cours d'un rhumatisme articulaire aigu, d'être frappée, comme l'endocarde, d'inflammation catarrhale ? Le professeur Bouillaud le regarde comme probable ; M. Gueneau de Mussy, en s'appuyant sur des faits, le croit aussi ; il dit, en effet, que l'on rencontre le rhumatisme articulaire aigu dans les antécédents d'un grand nombre de sujets atteints d'artérite chronique ; M. Marcel Lelong, dans sa thèse sur la phlébite rhumatismale aiguë, le prétend aussi : voilà donc des témoignages sérieux qui concourent à me convaincre.

Quand il en est ainsi, c'est-à-dire, quand il se produit une endo-artérite ou une endo-phlébite, la séreuse de l'appareil circulatoire doit nécessairement, comme l'endocarde et les autres séreuses, exhaler, dans les mêmes circonstances, un liquide séro-fibrineux, qui, venant se mêler au plasma du sang, le rend plus fibrineux.

Ce qui précède explique aussi les embolies qui viennent compliquer, quelquefois, le rhumatisme articulaire.

Quand, dans les maladies catarrhales, on ne constate aucune inflammation de la séreuse de l'appareil circulatoire, l'excès de fibrine dans le sang est plus difficile à expliquer. Je vais cependant essayer encore d'en donner la raison ; tout en faisant des réserves sur la valeur des motifs que je vais invoquer.

On sait, je le répète, que toutes les maladies catarrhales sont dues à un trouble des fonctions d'exhalation. Ne pourrait-on pas admettre que l'augmentation de la fibrine dans le sang est, elle-même, le produit d'un trouble des fonctions d'exhalation de la vaste séreuse qui tapisse les cavités du cœur, les artères et les veines ?

On remarque que, dans le rhumatisme articulaire aigu fébrile, le désordre dans les fonctions d'exhalation est tel, que les sueurs abondantes qui accompagnent, dans la plupart des cas, cette maladie, sont impuissantes à l'arrêter. Je ferai observer aussi que des sueurs excessives n'accompagnent pas seulement le rhumatisme, mais s'observent plus ou moins dans toutes les autres maladies catarrhales. Ne pourrait-il pas se faire que, sous l'influence de l'exagération des fonctions d'exhalation, la séreuse dont nous nous occupons, participât, comme tous les autres tissus séreux, à l'ataxie fonctionnelle en exhalant un sérum plus abondant et fibrineux? C'est une question que je pose, sans la résoudre affirmativement.

Je résume ce que je viens d'exposer relativement à la formation de la couenne, et à l'augmentation de la fibrine dans le sang, en disant :

1° La couenne n'est pas une preuve d'inflammation type, ni d'une certaine disposition à l'inflammation, puisqu'elle se produit même dans des maladies qui n'ont rien de commun avec les inflammations ;

2° L'excès de fibrine dans le sang ne prouve pas, non plus, qu'on a affaire à une maladie inflammatoire, puisque dans l'ictère, la grossesse, la chlorose, etc., la quantité absolue de fibrine dépasse de beaucoup celle de l'état normal;

3° La séreuse de l'appareil circulatoire me paraît jouer un grand rôle dans la production du sérum du sang et de la fibrine en excès ;

4° Je me demande si, toutes les fois que la fibrine est en excès dans le sang, cette augmentation de la fibrine n'est pas le résultat d'un trouble fonctionnel de la séreuse de l'appareil circulatoire.

Je vais maintenant m'appuyer, pour prouver que le rhumatisme est une maladie fluxionnaire et non un type d'affection inflammatoire, sur ce principe posé par Hippocrate : *Naturam morborum curationes ostendunt.* Je sais très bien qu'on s'en est servi pour soutenir des doctrines contraires, mais je suis persuadé que, la plupart du temps, les auteurs l'ont invoqué en fondant leurs raisonnements, plus sur leurs propres conceptions, que sur l'observation elle-même.

Le traitement rationnel de l'inflammation franche est la médication émolliente et antiphlogistique. A ceux qui ont défini le rhumatisme articulaire une inflammation de la synoviale; à ceux qui regardent le rhumatisme articulaire aigu comme un type d'inflammation, je dirai : Pour être conséquents avec vous-mêmes, vous devez, presque exclusivement, avoir recours aux débilitants, aux émollients, aux tempérants, tels que les décoctions d'orge, les bains émollients, les cataplasmes, etc. Or, l'expérience démontre que les bains émollients, surtout, sont désastreux dans le rhumatisme articulaire, tandis que dans l'arthrite traumatique, par exemple, dans le phlegmon, etc., ils sont favorables.

Voyons maintenant quelle est la médication qui convient au rhumatisme articulaire, et passons en revue les principaux moyens employés contre cette maladie.

Presque à toutes les époques, on a fait jouer un grand rôle aux émissions sanguines dans le traitement du rhumatisme.

Ce qui, surtout, a fait croire à M. le professeur Bouillaud, entre autres, que cette maladie était un type d'affection inflammatoire, c'est l'amélioration rapide qu'il obtenait, quelquefois, à l'aide de sa méthode des saignées coup sur coup. Pour conclure, le professeur Bouillaud invoquait, lui aussi, le principe cité plus haut : *Naturam morborum curationes ostendunt;* mais le raisonnement du célèbre professeur me paraît avoir porté à faux, et c'est ce que je crois pouvoir démontrer.

Je suis convaincu que les résultats, quelquefois heureux et aussi très prompts des saignées sur la marche du rhumatisme articulaire aigu, servent d'arguments en faveur de l'opinion contraire à celle de M. Bouillaud. Est-il bien vrai, en effet, que la saignée soulage ou guérisse plus particulièrement les maladies franchement inflammatoires? L'observation répond que non. Ainsi, la pléthore, les diverses congestions sanguines peuvent être tout-à-coup guéries par la saignée, tandis que des maladies franchement inflammatoires, telles que le phlegmon, l'arthrite, toutes les inflammations traumatiques, etc., tout en se trouvant bien des émissions sanguines, sont loin de guérir aussi rapidement, par ce moyen, que la pléthore ou les affections congestives.

Quelle est donc le mode d'action de la saignée dans le rhumatisme articulaire aigu?

Nous avons dit que le rhumatisme était une maladie fluxionnaire, et que les accidents inflammatoires, provoqués par ce mouvement fluxionnaire, n'intéressaient que peu le système capillaire sanguin, qui se trouvait seulement congestionné, et jamais altéré, comme dans l'inflammation type. Nous avons dit aussi que l'altération des tissus qui sont le siége de l'inflammation catarrhale, est si légère, qu'elle est très rarement appréciable après la mort. On comprend très bien alors que la phlébotomie, en diminuant la masse sanguine et la fièvre, enlève à l'économie une partie de son énergie, et par là diminue l'effort excrétif; on comprend aussi que cet effort excrétif diminuant, l'élément congestif diminue avec lui; tandis que, quand il s'agit d'une inflammation type, les émissions sanguines peuvent bien la soulager, en diminuant la congestion, mais ce ne sera que dans de faibles proportions, parce que, dans ces sortes d'inflammations, il existe une altération de tissu trop grande.

Je dis donc que les résultats satisfaisants, mais le plus ordinairement momentanés, des saignées, ne prouvent pas que la maladie soit un type d'inflammation, mais démontrent le contraire, c'est-à-dire que la lésion est, au point de vue du système sanguin, seulement congestive.

Je trouve dans l'emploi souvent heureux des purgatifs, dans le rhumatisme, la preuve que cette affection est fluxionnaire, car je ne connais aucune maladie franchement inflammatoire dans laquelle ils produisent, à eux seuls, des effets évidemment favorables; tandis que cette seule médication a souvent triomphé, en peu de temps, non-seulement de rhumatismes aigus, mais encore de rhumatismes chroniques, lorsque cette médication a été employée avec persistance : les minoratifs dans l'état aigu, et les purgatifs drastiques dans l'état chronique.

Si ce traitement réussit souvent si bien, c'est en combattant, quelquefois, l'embarras gastro-intestinal qui peut être un des éléments de la maladie, mais c'est surtout par l'action dérivative des purgatifs sur l'intestin ; car le mouvement fluxionnaire sur les articulations est d'autant diminué que l'exhalation séro-muqueuse de l'intestin est augmentée.

Si nous passons au sulfate de quinine, qui, comme les purgatifs répétés fréquemment, amène des résultats souvent très prompts, nous ne comprenons pas que ce médicament exerce une action quelconque sur l'élément inflammatoire ; il ne peut agir que sur le mouvement fébrile, quand il est rémittent ou intermittent, ce qui arrive, si souvent, dans l'affection dont nous nous occupons.

En arrêtant ou en diminuant le mouvement fébrile, le sulfate de quinine atténue l'effort excrétif et, par là, les douleurs rhumatismales. L'action du sulfate de quinine concourt donc à prouver que le rhumatisme est une maladie fluxionnaire.

Enfin, je termine par un moyen dont la vogue,

méritée ou non, fait presque oublier les médications classiques : je veux parler du salicylate de soude. Quelle est donc l'action physiologique et thérapeutique de ce sel, au point de vue qui nous occupe ?

Le salicylate de soude exerce surtout son action sur le cœur et son appareil ganglionnaire, en diminuant l'énergie fonctionnelle des nerfs vaso-moteurs ; par là, il ralentit le pouls, abaisse la température et devient ainsi un antipyrétique puissant.

C'est surtout par son action sédative sur l'appareil ganglionnaire du cœur que le salicylate de soude produit des résultats souvent si prompts dans le rhumatisme articulaire aigu. Et cela s'explique : l'activité fonctionnelle du système circulatoire diminuant, plusieurs autres fonctions importantes se trouvent, par ce fait, ralenties, notamment les fonctions de la respiration. Le salicylate de soude s'adresse donc, pour ainsi dire, aux sources de la vie, en anéantissant, plus ou moins, les principales fonctions de la vie organique. C'est par suite de cette diminution de l'énergie fonctionnelle que l'économie peut à peine ou ne peut plus diriger sur les articulations l'effort excrétif qui constitue le mouvement fluxionnaire rhumatismal. C'est donc en ralentissant les fonctions que le salicylate de soude diminue le mouvement fluxionnaire ; mais il ne paraît avoir aucune action directe sur la lésion. S'il guérit si rapidement le rhumatisme, c'est que cette maladie consiste surtout dans une fluxion et que la lésion rhumatismale ne s'accompagne pas, dans la très grande majorité des cas, d'altération de tissu appréciable ; tandis que, lorsqu'il s'agit d'un rhumatisme mono-articulaire grave, ayant déjà entraîné une altération sérieuse de la synoviale, ou de toute autre maladie catarrhale s'accompagnant d'une lésion plus prononcée de tissus, comme la pneumonie, la pleurésie, etc., le salicylate de soude peut encore rendre quelques services, mais ne produira pas des effets semblables à ceux qu'il produit dans le rhumatisme articulaire aigu ambulant.

L'action analgésiante du salicylate de soude n'est pas bien démontrée ; admise par les uns, elle est niée par d'autres. Quant à moi, je crois que la douleur se calme quand l'énergie du mouvement fluxionnaire sur une articulation diminue.

Si le salicylate de soude produit de bons effets dans le rhumatisme, cela tient aussi à ce qu'il exerce une action éliminatrice par les urines et la sueur. J'ai eu plusieurs fois l'occasion de le constater d'une façon évidente. L'action sudorifique du salicylate de soude est surtout apparente lorsque le rhumatisme s'accompagne de sécheresse de la peau ; alors il produit, quelquefois, des sueurs que l'on peut considérer comme de véritables crises.

Quoiqu'il soit sudorifique, le salicylate de soude arrête les sueurs profuses qui accompagnent, le plus souvent, le rhumatisme articulaire aigu fébrile ; cela me paraît pouvoir s'expliquer, si, comme je l'ai dit et comme je le crois, les sueurs dont nous parlons sont le résultat de l'ataxie des fonctions d'exhalation du système séreux et des fonctions de la peau.

En arrêtant le mouvement fluxionnaire et, par conséquent, cette ataxie, il arrête aussi les sueurs profuses, sueurs qui ne sont pas critiques et qui ne résultent, comme je viens de le dire, que d'un désordre fonctionnel.

Ainsi donc l'action physiologique et thérapeutique du salicylate de soude vient concourir à prouver que le rhumatisme articulaire est une maladie fluxionnaire, puisqu'il agit peu sur les lésions inflammatoires et que les bons effets de son action diurétique et sudorifique ne s'expliqueraient pas dans une maladie franchement inflammatoire.

CHAPITRE V

Altérations humorales du rhumatisme articulaire aigu.

Altérations des liquides séreux exhalés par les tissus sur lesquels s'est fixée la fluxion rhumatismale.

J'ai déjà prouvé que ces liquides sont irritants dès le début, et que c'est à leurs propriétés irritantes que sont dus les accidents inflammatoires dans les maladies catarrhales. J'ai cru pouvoir dire aussi que ces propriétés irritantes résultent de matières excrémentitielles qu'ils renferment anormalement.

Ils sont non-seulement irritants, mais il est incontestable aussi qu'ils sont altérés dans leur composition. Voici en quoi consistent ces altérations : production de fibrine en quantité notable, diminution de l'albumine, augmentation des matières grasses, diminution des sels alcalins.

Ces dernières altérations précédent-elles ou suivent-elles l'inflammation des tissus sur lesquels s'est fixé le rhumatisme? autrement dit, sont-elles dues à l'effort excrétif ou sont-elles le résultat du travail inflammatoire?

Il doit nécessairement se passer dans le rhumatisme ce qui arrive dans le coryza. Le mouvement fluxionnaire doit donner lieu à deux sortes de liquides séreux pathologiques : l'un, celui du premier degré, est irritant, comme l'est celui du premier degré du coryza; l'autre, celui du second degré, c'est-à-dire le liquide séro-fibrineux, résulte du travail inflammatoire; de telle sorte que toutes les fois qu'une séreuse a exhalé un liquide séro-fibrineux, il a existé des accidents inflammatoires du côté de cette séreuse.

Altérations du sang.

Les globules du sang diminuent sensiblement en quantité; je ne vais pas rechercher les causes de cette diminution, je la constate.

Quant au plasma du sang, il est curieux de comparer ses altérations à celles du liquide séreux pathologique dont nous venons de parler. L'analyse chimique, en effet, démontre que les altérations de ces deux sortes de liquides dans les maladies catarrhales sont presque les mêmes : ainsi dans le plasma, la fibrine augmente dans des proportions considérables, comme dans le liquide séro-fibrineux existe de la fibrine en quantité notable ; dans le plasma, l'albumine du sérum diminue, comme elle diminue dans le liquide séro-fibrineux ; enfin dans les deux liquides, il se produit une augmentation des matières grasses et une diminution de la soude et des sels alcalins solubles. Cette presque identité d'altérations de ces deux humeurs n'indiquerait-elle pas l'identité de lésion des tissus qui les ont fournies et en même temps ne viendrait-elle pas confirmer ce que j'ai dit plus haut, que la séreuse qui tapisse tout l'appareil circulatoire joue un grand rôle, et dans l'exhalation du sérum du sang et dans ses altérations ? Des recherches ultérieures pourraient bien le démontrer.

Altérations de l'urine

L'urine est sensiblement moins modifiée par le rhumatisme que les deux humeurs dont je viens de parler. Elle reste même assez étrangère aux phénomènes pathologiques qui s'accomplissent dans cette maladie. Elle présente seulement les caractères fébriles au degré le plus élevé;

aussi les sédiments d'acide urique sont-ils plus abondants dans cette maladie que dans les autres formes de l'affection catarrhale. Cela tient à ce que la fièvre, dans le rhumatisme, est généralement intense et de longue durée. On sait, en effet, que la fièvre, comme les autres causes qui augmentent les combustions internes, amène une augmentation de la quantité absolue de l'acide urique ; cela tient aussi aux sueurs excessives auxquelles sont sujets les rhumatisants, sueurs excessives, qui, faisant perdre à l'économie, et, par conséquent, à l'urine une plus ou moins grande quantité d'eau, élèvent la quantité relative de l'acide urique.

Altérations de la sueur

Dans les traités de chimie pathologique, il est peu question de la sueur morbide. Il est donc impossible, pour conclure, de s'appuyer sur les données de la science ; mais plusieurs faits d'observation démontrent que si la sueur, dans les maladies catarrhales, n'est pas toujours altérée, elle l'est au moins quelquefois, surtout quand elle est critique : Je citerai, entre autres preuves, son odeur, sa viscosité, son acidité et quelquefois ses propriétés irritantes.

QUATRIÈME PARTIE

LOCALISATIONS DU RHUMATISME ARTICULAIRE AIGU DANS LES DIVERS ORGANES ET APPAREILS

CHAPITRE 1er

D'où vient que la fluxion rhumatismale passe, le plus ordinairement, d'une articulation à une autre articulation, et, plus rarement, d'une articulation à d'autres tissus séreux? D'où vient, en un mot, qu'elle n'affecte pas indifféremment tous les tissus séreux?

Il faut observer, comme le fait remarquer Bichat, que la sensibilité organique varie singulièrement dans chaque système exhalant, et que chacun sépare le fluide qui lui est propre. Il n'est donc pas étonnant qu'en vertu de ce principe : *les fonctions d'exhalations se suppléent en raison directe de la similitude de leurs produits*, il n'est pas étonnant, dis-je, que le mouvement fluxionnaire se porte successivement sur des tissus exhalants similaires, c'est-à-dire : du tissu cellulo-séreux qui enveloppe les tendons, des synoviales des gaînes tendineuses, des synoviales articulaires, à d'autres tissus cellulo-séreux, à d'autres synoviales des gaînes tendineuses, et enfin à d'autres synoviales articulaires.

Il arrive cependant, très souvent, que, dans le cours d'un rhumatisme articulaire, la fluxion rhumatismale abandonnant ou sans abandonner les articulations, se fixe sur d'autres tissus et amène, ainsi, des désordres dont nous allons nous occuper, en parlant des complications viscérales qui accompagnent le rhumatisme articulaire. Ces déplacements obéissent encore à la loi que j'ai citée déjà plusieurs fois, loi par laquelle les fonctions d'exhalations se suppléent en raison directe de la similitude de leurs produits; de telle sorte que, quand la fluxion rhumatismale abandonne les tissus séreux intra ou péri-articulaires, elle se porte le plus souvent sur des séreuses, comme l'endocarde, le péricarde, les méninges, la plèvre, etc., parce que ces séreuses et les produits de leurs exhalations ont la plus grande analogie avec les tissus séreux péri ou intra-articulaires et avec les liquides séreux qu'ils exhalent.

C'est pour cela aussi que, plus rarement, la fluxion rhumatismale se porte sur les muqueuses; je devrais dire très rarement, car, dans ma pratique, j'ai souvent vu une affection catarrhale des muqueuses débuter en même temps qu'un rhumatisme articulaire aigu, le même coup de froid ayant provoqué les deux affections, mais je n'ai presque jamais vu la fluxion rhumatismale passer d'une articulation à une muqueuse; cependant le fait se produit quelquefois, surtout du côté de la muqueuse vésicale.

On comprend très bien, d'ailleurs, que la fluxion rhumatismale puisse quelquefois se fixer sur des muqueuses, puisque le rhumatisme n'est qu'une des formes de l'affection catarrhale, puisque toutes les maladies catarrhales dérivent d'une même cause et que toutes ont la même pathogénie.

Que le coryza, que la pharyngite, l'œsophagite, l'entérite, la dysenterie, la bronchite, la pneumonie, la cystite, l'ophthalmie catarrhales aient un début commun avec le rhumatisme, ou que ces maladies surviennent dans le cours de l'affection rhumatismale, ce sont toujours des maladies catarrhales dont la nature ne diffère en rien dans les deux cas. Ainsi donc la fluxion rhumatismale ou catarrhale, peut se porter sur toutes les séreuses, sur toutes les muqueuses, et partout où il y a du tissu cellulaire; en un mot, partout où il y a du tissu exhalant, mais pas ailleurs.

Nous dirons encore quelques mots, à ce sujet, lorsque nous poserons cette question : *Existe-t-il un rhumatisme des parenchymes?*

Je ne vais pas passer en revue toutes les localisations du rhumatisme articulaire aigu dans les divers organes ou appareils ; je ne m'arrêterai qu'aux principales, c'est-à-dire à l'endocardite, à la péricardite, au rhumatisme cérébral et au rhumatisme rachidien, omettant de parler de ses localisations sur les autres séreuses, dans les voies respiratoires, dans les voies digestives, dans les voies urinaires et génitales, et dans les organes des sens, comme l'appareil oculaire, ce serait trop long, et la chose me paraît inutile, puisque la pathogénie du rhumatisme dans ses localisations est partout la même.

CHAPITRE II

De l'Endocardite

Par ordre de fréquence l'endocarde occupe le premier rang dans les localisations viscérales du rhumatisme articulaire. Viennent ensuite le péricarde, puis les méninges, et enfin les autres séreuses.

A M. le professeur Bouillaud revient l'honneur de cette découverte. Le célèbre professeur, en établissant sa loi de coïncidence du rhumatisme articulaire aigu et des cardiopathies, s'est acquis une gloire impérissable, non parce que sa découverte a pu satisfaire la curiosité des savants, mais surtout parce qu'elle a été féconde en conséquences pratiques.

D'où vient que l'endocardite occupe ce rang? D'où vient que nous la rencontrons, plus ou moins développée, dans la majorité des cas de l'affection qui nous occupe? La raison, je l'ai donnée plus haut; c'est qu'il existe une grande analogie entre l'endocarde et les tissus qu'affecte le rhumatisme articulaire; et cela tant au point de vue anatomique qu'au point de vue fonctionnel. C'est ce que nous allons démontrer. Pour y arriver, l'anatomie pathologique va nous venir en aide en nous montrant dans quelle partie de l'endocarde se trouvent les végétations et les autres lésions consécutives aux inflammations de cet organe. Avec ces données de l'anatomie pathologique, il est facile de savoir quel est le siége le plus ordinaire de l'endocardite et d'établir l'analogie dont j'ai parlé plus haut.

Où se trouvent donc les lésions consécutives

à l'endocardite? On les trouve surtout, et presque exclusivement, sur le bord des valvules, sur les valvules, dans le voisinage de l'insertion des tendons, sur les tendons des valvules, et sur la zone fibreuse des orifices cardiaques. Ainsi donc, comme on le voit, l'affection rhumatismale affecte plus particulièrement, dans l'endocardite, la partie de l'endocarde qui tapisse les valvules et leurs cordages tendineux, comme le rhumatisme articulaire affecte surtout les séreuses qui recouvrent les tendons et leurs gaînes. Ceci démontre, comme je l'ai dit plus haut, l'analogie des tissus affectés : car, dans les deux cas, ce sont des séreuses recouvrant des tendons. Ce fait ne vient-il pas encore concourir à prouver que le rhumatisme articulaire atteint plus particulièrement les séreuses des tendons?

Je suis donc convaincu que si la raison que je donne de la fréquence de l'endocardite dans le rhumatisme articulaire n'est pas l'unique, elle est certainement la plus importante.

Si, en s'en rapportant aux données de l'anatomie pathologique, il est vrai que l'inflammation de l'endocarde est presque toujours partielle et limitée aux régions valvulaires, il n'est pas moins vrai aussi qu'elle peut, quelquefois, se généraliser et occuper l'endocarde dans toute son étendue.

Non-seulement la fluxion rhumatismale peut frapper l'endocarde, dans toute son étendue, mais encore se fixer, comme nous l'avons vu, sur la séreuse qui tapisse les artères et les veines, témoins les faits d'endo-artérite et d'endo-phlébite rhumatismales rapportés par MM. Guéneau de Mussy et Marcel Lelong ; quant à moi, je crois que ces faits sont beaucoup plus fréquents qu'on ne le croit généralement, et que la séreuse de l'appareil circulatoire joue, dans le rhumatisme, un rôle dont on ne soupçonne même pas aujourd'hui l'importance.

On donne à l'endocardite catarrhale le nom de rhumatismale parcequ'elle se produit le plus ordinairement dans le cours d'un rhumatisme articulaire. Cette dénomination peut lui être conservée.

On doit cependant reconnaître que l'endocardite qui survient, soit spontanément à la suite d'une impression de froid, soit dans le cours d'une pneumonie, d'une bronchite, d'une pleurésie ou de toute autre maladie catarrhale ne diffère en rien de l'endocardite qui se produit dans le cours du rhumatisme.

Nous avons vu que Stoll et Bouillaud appelaient indifféremment rhumatismales ou catarrhales toutes les maladies causées par le froid, et je crois qu'ils avaient raison. Pour moi, comme pour ces deux auteurs, toutes les endocardites, qu'on les appelle rhumatismales ou catarrhales, qu'elles surviennent soit spontanément, soit dans le cours d'un rhumatisme ou d'une pneumonie, ont la même pathogénie et ne diffèrent en rien au point de vue de la nature de la maladie.

CHAPITRE III

De la Péricardite

Depuis un certain nombre d'années, plusieurs médecins, parmi lesquels quelques-uns occupent un rang élevé dans le corps médical, affirment que la péricardite est une complication viscérale du rhumatisme articulaire plus fréquente que l'endocardite. Pour ma part, jusqu'à preuve du contraire, je ne crois pas à cette assertion, qui me paraît reposer sur une erreur de diagnostic. Mais il est incontestable que parmi les localisations viscérales du rhumatisme, la péricardite est celle qui, après l'endocardite, se rencontre le plus souvent.

Quelle est la raison d'être de la fréquence de la péricardite dans le rhumatisme?

Ne pourrait-on pas la trouver dans l'organisation du péricarde et dans le rôle fonctionnel que joue cet organe? Et, en effet, la plèvre, le péritoine et les autres grandes séreuses ne sont constituées que par le feuillet séreux, enveloppant des organes sujets à des déplacements rares ou peu étendus.

Il n'en est pas de même pour le péricarde, dont l'organisation est toute différente. Il est formé d'une membrane fibreuse et d'une membrane séreuse qui tapisse toute la face interne de cette membrane fibreuse, et la face externe du cœur : de telle sorte, que le péricarde joue à l'égard du cœur le même rôle que la gaîne tendineuse joue à l'égard du tendon; et, en effet, le cœur est un muscle comme le tendon est le prolongement d'un muscle, le cœur en battant exerce des mouvements continus et, par conséquent, plus fréquents que les tendons. Le cœur est enveloppé d'un sac fibreux (membrane fibreuse du péricarde) comme le tendon est enveloppé d'une gaîne fibreuse. La face interne du péricarde et la face externe du cœur sont tapissées par une membrane séreuse, comme la face interne de la gaîne tendineuse et la face externe du tendon sont tapissées par une synoviale. La séreuse du péricarde exhale une sérosité qui favorise le glissement d'un muscle (le cœur) comme la synoviale tendineuse exhale la synovie pour favoriser le glissement d'un tendon ; de telle sorte qu'on peut regarder le cœur comme un vaste muscle opérant des mouvements fréquents et rapides dans une vaste gaîne tapissée d'une séreuse, et qu'on peut assimiler la sérosité exhalée par cette séreuse à la synovie exhalée par les synoviales tendineuses.

Ces rapprochements que je viens de faire peuvent expliquer la grande fréquence de la péricardite dans le rhumatisme.

CHAPITRE IV

Du Rhumatisme cérébral

Comme l'endocardite, le rhumatisme cérébral peut se développer spontanément sans être précédé ou suivi de douleurs rhumatismales. Quelquefois, il peut marquer le début des douleurs articulaires ; mais, le plus ordinairement, il se produit dans le cours d'un rhumatisme ou termine la série des localisations rhumatismales.

Comme je viens de le dire, et comme l'observation le prouve, le rhumatisme cérébral n'accompagne pas nécessairement le rhumatisme articulaire.

Qu'un rhumatisme cérébral survienne dans le cours d'un rhumatisme articulaire ou se produise en dehors de toute manifestation rhumatismale, peu importe ; la nature de la maladie, dans les deux cas, est toujours la même, comme la symptomatologie et le pronostic ne diffèrent en rien.

Quel est le siége du rhumatisme cérébral? Pour conclure on ne peut s'appuyer que sur l'observation et le raisonnement puisque les lésions anatomiques font presque toujours complètement défaut.

C'est cette absence de lésions pathologiques qui a porté Trousseau à regarder le rhumatisme cérébral comme une névrose et à l'assimiler à l'hydrophobie et au tétanos.

J'avoue que cette théorie est loin de me séduire, quoiqu'elle soit celle d'un médecin pour lequel je professe la plus grande admiration.

L'absence de lésion ne suffit pas pour classer une maladie parmi les névroses, et je suis convaincu, comme je vais le démontrer plus loin, que les tissus exhalants qui entourent le cerveau, c'est-à-dire, l'arachnoïde, le tissu conjonctif qui se trouve entre l'arachnoïde et la pie-mère, et enfin la pie-mère, sont les seuls tissus affectés dans la maladie dont nous nous occupons.

On pourra m'objecter que des tissus dont la sensibilité organique est si développée devraient, sous l'influence d'un travail inflammatoire qui entraîne si rapidement la mort, être, à l'autopsie, le siége de lésions pathologiques visibles. Cette objection ne me paraît pas aussi sérieuse qu'elle semble l'être au premier abord et nous allons en donner les raisons.

Voyez donc ce qui se passe dans le rhumatisme articulaire très aigu. Le malade souffre horriblement, les articulations sont le siége d'un gonflement considérable produit principalement par l'épanchement d'un liquide séreux dans la trame du tissu cellulaire ou dans les synoviales. Le malade meurt, on fait l'autopsie, et ordinairement, on ne trouve rien. Rapprochez cela de ce qui doit se passer du côté du cerveau, et figurez-vous ces mêmes accidents se produisant sur les méninges. Ne vous semble-t-il pas que les mêmes désordres fonctionnels se manifestant sur des tissus dont la sensibilité organique est si exquise, et qui sont en contact avec la substance cérébrale, suffisent pour entraîner la mort, avant d'avoir eu le temps d'amener des lésions anatomiques? C'est là mon avis.

Je dis donc que le rhumatisme cérébral a pour siége l'arachnoïde, le tissu conjonctif qui se trouve entre l'arachnoïde et la pie-mère, et enfin la pie-mère, et que ces tissus sont affectés, comme le sont les tissus séreux et cellulo-séreux dans le rhumatisme. En voici les preuves :

1° Si nous suivons le rhumatisme articulaire aigu dans ses déplacements, nous le voyons passer d'une articulation à une autre articulation, quelquefois d'une articulation au tissu cellulaire. D'autres fois, le mouvement fluxionnaire se porte sur l'endocarde, d'autres fois sur le péricarde, la plèvre ou d'autres tissus séreux ou cellulo-séreux ; mais il n'y a pas d'exemple authentique d'un rhumatisme se fixant sur un parenchyme ; je m'expliquerai, un peu plus loin, et je dirai ce qui en est des rhumatismes : utérin, du foie, etc. En un mot, le siége de l'affection rhumatismale est toujours un tissu exhalant. Pourquoi le rhumatisme cérébral ferait-il exception à la règle?

La fluxion rhumatismale tend toujours à se terminer par une crise, c'est un effort excrétif; or, la substance cérébrale ne remplissant aucune fonction de sécrétion ou d'exhalation ne peut être le siége d'un mouvement fluxionnaire séreux; je ne vois que les méninges sur lesquelles ces efforts excrétifs puissent se porter.

2° Trousseau rapporte une foule de faits où le rhumatisme cérébral alternait avec le rhumatisme articulaire, même fréquemment, chez le même malade. Je le demande, cela n'indique-t-il pas la parfaite analogie qui existe entre le rhumatisme cérébral et le rhumatisme articulaire, et ne prouve-t-il pas, surabondamment, que, dans les deux cas, ce sont des tissus analogues qui sont affectés et qu'ils le sont de la même façon? tandis que je ne vois aucune raison pour placer la maladie dans la substance cérébrale ou pour la considérer comme une névrose.

3° Voici une observation de rhumatisme cérébral qui s'est produit d'emblée et qui vient à l'appui des idées que je soutiens.

Il y a quelque temps, je fus appelé pour une

domestique de vingt-cinq ans environ, d'une constitution très forte et qui avait, jusqu'alors, joui d'une très bonne santé ; seulement, elle avait toujours été sujette à une transpiration abondante des pieds. Pendant une journée chaude de l'été, elle lava les carreaux de sa cuisine, après s'être mis les pieds nus. La transpiration des pieds s'arrêta complètement et, dès le lendemain, elle éprouvait une forte céphalalgie qui devint, après deux jours, d'une violence extrême. Les yeux alors s'injectèrent, la face devint très colorée, la fièvre très intense avec un délire presque furieux. Je conseillai une forte application de sangsues aux cuisses, le calomel à l'intérieur et un vésicatoire à la nuque ; mais les symptômes ne s'amendaient pas. Depuis quatre jours la maladie m'inspirait de vives inquiétudes, lorsqu'une douleur rhumatismale très intense se fixa à l'épaule droite ; aussitôt les accidents cérébraux perdirent de leur intensité, le délire cessa et la fièvre se calma. Six jours après, la douleur rhumatismale se déplaçait et se portait aux genoux. Après vingt jours, il n'existait plus ni rhumatisme ni fièvre. Cependant la céphalalgie persistait avec une grande intensité ; je fis appliquer, pendant plusieurs mois, des vésicatoires à la nuque, mais rien ne la calmait. Ayant remarqué que la transpiration des pieds ne s'était pas rétablie, je conseillai, pour la ramener, la moutarde dans les bas et des chaussons de caoutchouc. Ces moyens n'ayant pas réussi, je conseillai les bains de pieds de sable chaud. La transpiration des pieds se rétablit, et alors, après six mois de souffrances, la malade ne ressentit plus rien de sa céphalalgie.

Cette observation tend également à prouver que le rhumatisme cérébral n'est pas une névrose, car ce mouvement de bascule, ce déplacement qui s'est produit indique suffisamment que les accidents cérébraux étaient le résultat de l'hyperexhalation des méninges, hyperexhalation due à la suppression d'une autre fonction de même ordre.

4° Il n'est pas absolument vrai de dire que le rhumatisme cérébral ne laisse pas de trace après la mort; les lésions anatomiques sont rares, il est vrai; mais on en a rencontré quelquefois : voyons où on les a trouvées.

Trousseau rapporte qu'une malade, couchée au N° 16 de la salle St-Agnès, meurt d'un rhumatisme cérébral; à l'autopsie, on trouva une injection assez vive de toute la pie-mère cérébrale, mais il n'y avait pas de trace d'exsudation séreuse dans l'espace sous-arachnoïdien, le cerveau était remarquablement sain.

Plus loin, Trousseau ajoute : « Il est certaines circonstances rares, comme dans le cas observé par M. Marotte, où il se forme rapidement un épanchement considérable et où se montrent les symptômes propres à la compression du cerveau, c'est-à-dire, l'hébétude, la dilatation des pupilles et le coma ». Enfin, un peu plus loin, il dit : « Dans le plus grand nombre des autopsies qu'on a faites, on n'a rien trouvé, sinon parfois, un peu de congestion de la pie-mère. »

On le voit donc, le cerveau a toujours été reconnu intact et les seules lésions, quoique peu précises, ont toujours été rencontrées dans les méninges ; soit une congestion, soit une suffusion séreuse.

Voilà donc de nouvelles preuves qui viennent s'ajouter à celles déjà données, c'est-à-dire, que le siége du rhumatisme cérébral est dans les méninges.

Maintenant quel est de la pie-mère, du tissu conjonctif ou de l'arachnoïde, le tissu le plus fortement affecté. Il me paraît bien difficile de le dire, mais je crois que tous les trois participent au travail inflammatoire. J'en dirai quelques mots un peu plus loin.

CHAPITRE V

Du Rhumatisme rachidien.

Le docteur Hutchinson, dans la *Lancette anglaise* de 1839, rapporte qu'il a observé, dans le cours de rhumatismes articulaires aigus, trois cas de paraplégie. A l'autopsie, il trouva la moëlle intacte, et le liquide cérébro-rachidien était en quantité plus considérable.

L'absence, dans ces trois cas, d'altération de la moëlle et l'épanchement plus ou moins considérable du liquide cérébro-rachidien démontrent que les méninges rachidiennes sont bien le siége du rhumatisme rachidien et concourent à prouver que les maladies rhumatismales ou catarrhales affectent dans tous les cas, des tissus exhalants.

Voici un fait de rhumatisme rachidien dont j'ai été témoin. Il s'agit d'une dame L..., précisément la fille de la dame L..., dont j'ai cité plus haut l'observation.

Cette dame étant entrée, toute suante, dans l'église Saint-Michel, eut froid et, malgré cela, persista à rester à l'église pendant une heure. Dès le lendemain, elle éprouvait une légère douleur dans la région lombaire, sur le trajet de la colonne vertébrale, et presqu'aussitôt une paraplégie complète. Les vésicatoires appliqués sur le siége de la douleur ne réussirent pas, mais les bains de vapeur la guérirent.

Cette observation vient également concourir à prouver que le siége du rhumatisme rachidien est bien dans les méninges rachidiennes, car comment expliquer, s'il en était autrement, la guérison par quelques bains de vapeur. Et en effet, l'action favorable d'une transpiration abondante ne saurait se comprendre avec une lésion d'un parenchyme ; tandis qu'elle s'explique très bien, avec une hyperexhalation séreuse.

Je n'établis aucune différence entre un rhumatisme rachidien qui se développe spontanément, sans être précédé ou suivi de douleurs rhumatismales, et le rhumatisme rachidien qui se produit dans le cours d'un rhumatisme articulaire, et cela par les raisons nombreuses que j'ai déjà fournies. Que la paraplégie rhumatismale survienne par un coup de froid, sans être accompagnée de douleurs rhumatismales ou qu'elle survienne dans le cours d'un rhumatisme, la nature de l'affection, je le répète, ne diffère pas. Tel n'est pas l'avis de M. le professeur Jaccoud, car voici ce qu'il dit : « J'entends par paraplégie *a* » *frigore*, celle qui résulte de l'action du froid » sur la surface cutanée, et je la sépare, à tous » égards, de la paraplégie rhumatismale propre- » ment dite. Quelques auteurs, je le sais, le » savant Eisenmann, entre autres, ont suivi une » voie différente ; ils qualifient de rhumatismal » tout phénomène morbide né sous l'influence » du froid, de sorte que pour nous en tenir à » notre sujet, paraplégie *a frigore*, et paraplégie » rhumatismale sont, pour eux, deux synonymes » parfaits. Je ne puis, pour ma part, accepter » cette interprétation, dont le principal défaut, à » mes yeux, est de caractériser un groupe noso- » logique par une simple cause occasion- » nelle. (1) »

Pour justifier son opinion, M. Jaccoud ajoute : « Un homme en parfaite santé, et qui n'a jamais eu » de rhumatisme, prend une amygdalite parce

(1) Jaccoud. *Les paraplégies et l'ataxie du mouvement*, p. 340.

» qu'il s'expose à un courant d'air frais, voilà » une amygdalite rhumatismale; un autre indi- » vidu dans les mêmes conditions de santé anté- » rieure, devient paraplégique, parce qu'il a eu » pendant plusieurs heures les jambes dans » l'eau froide; voilà une paraplégie rhumatis- » male. Il y a là évidemment un abus de mots, » pour ne pas dire une erreur médicale; qu'une » paraplégie prenne naissance dans le cours ou » à la suite d'un rhumatisme, qu'elle précède les » manifestations ordinaires de l'affection, comme » on le voit parfois pour l'endocardite, qu'elle se » développe enfin chez un individu qui n'éprouve » pas, en ce moment même, les accidents carac- » téristiques de la maladie, mais qui, en raison » de ses antécédents individuels ou héréditai- » res, peut être qualifié de rhumatisant; alors » j'appellerai volontiers cette paraplégie rhuma- » tismale, mais je me résoudrai difficilement à » aller au delà, car, en bonne conscience, pour » constituer un phénomène rhumatismal, il faut » avant tout un rhumatisme.

» Quelle différence, d'ailleurs, dans la signi- » fication pathologique de ces deux espèces de » paraplégie; l'une, la rhumatismale, est une des » fractions, une des déterminations possibles

» d'une maladie générale ; l'autre est un acci-
» dent fortuit, résultant de l'action insolite du
» froid sur les nerfs cutanés, chez un individu
» prédisposé (1). »

Voilà ce que dit ce savant professeur sans établir le diagnostic différentiel entre la paraplégie *a frigore* et la paraplégie rhumatismale. Mais s'il existait, une différence, elle devrait se traduire par quelque signe particulier. Les raisons sur lesquelles s'appuie, pour conclure, M. le professeur Jaccoud, sont donc à peu-près nulles et ne reposent que sur un raisonnement. Je demanderai, par exemple, quelle différence peut exister entre une endocardite provoquée par un coup de froid et suivie quelques jours après de douleurs rhumatismales, et une endocardite également provoquée par un coup de froid qui n'est pas suivie de douleurs rhumatismales? Il est incontestable que la nature de ces deux endocardites ne diffère en rien.

Cela dit à l'occasion de l'observation que j'ai citée plus haut, je reviens à mon sujet et je prétends que toujours le rhumatisme rachidien est

(1) Jaccoud. Loco citato, page 140.

constitué par une inflammation catarrhale des méninges rachidiennes. Déjà Franck appelait *hydrorachis rheumatica* la paraplégie rhumatismale et, aujourd'hui, la plupart des pathologistes modernes regardent l'enveloppe fibro-séreuse des centres nerveux comme le siége primitif de la paraplégie rhumatismale.

Comme le rhumatisme, ainsi que je l'ai dit plus haut, ne peut atteindre que des tissus similaires, j'en conclus que les séreuses et le tissu cellulaire qui entourent la moëlle sont seuls affectés et que si l'élément fibreux participe à l'inflammation, ce n'est, comme je crois l'avoir prouvé et comme le dit M. Hénocque, que consécutivement à l'inflammation du tissu cellulaire interposé entre les éléments fibreux.

Les auteurs ont admis divers modes d'affection de la moëlle et de ses enveloppes, résultant du mouvement fluxionnaire rhumatismal sur ces tissus. Pour les uns, c'est une anémie, pour d'autres, au contraire, c'est une congestion sanguine: d'autres enfin, ont cru, soit à une suffusion séreuse, soit à une méningite rachidienne, soit à une méningo-myélite, etc. Quant à moi, je suis convaincu qu'il n'existe, dans le cas qui nous occupe, qu'un seul mode d'affection, je veux dire, l'inflammation catarrhale des tissus exhalants qui entourent la moelle. L'hypérémie, quand elle se produit, n'est qu'un des accidents de la maladie, et l'inflammation des tissus fibreux ou de la moëlle, quand elle a été constatée, ne pouvait être que secondaire, c'est-à-dire, consécutive à l'inflammation des tissus exhalants.

CINQUIÈME PARTIE

DU RHUMATISME CELLULEUX ET DES MALADIES QUI EN DÉRIVENT

CHAPITRE Ier

Du rhumatisme celluleux.

J'appelle celluleux le rhumatisme désigné, par tous les auteurs, sous le nom de rhumatisme musculaire ; car je suis convaincu que cette forme de l'affection rhumatismale se localise exclusivement sur le tissu conjonctif, et que s'il arrive quelquefois, comme dans l'atrophie musculaire rhumatismale, que le tissu musculaire est affecté, il ne l'est, comme nous le verrons plus loin, que consécutivement ; or, on ne peut appeler musculaire une maladie qui n'a pas pour siége le tissu de ce nom, parce que cette dénomination ne pourrait laisser dans l'esprit que confusion et erreur.

Tout ce que j'ai dit de la cause et de la physiologie pathologique de l'affection catarrhale en général, s'applique au rhumatisme celluleux lui-même ; sa cause unique est donc le froid. Je ne crois pas devoir revenir sur les raisons qui m'ont fait conclure à cette cause occasionnelle unique des maladies catarrhales et du rhumatisme en particulier ; car je ne pourrais que répéter ce que j'ai déjà dit à ce sujet : Je dois, néanmoins, faire quelques remarques sur le mode d'action du froid dans le rhumatisme articulaire et dans le rhumatisme celluleux.

Dans le premier, le froid me paraît exercer son action sur l'ensemble des fonctions de la peau, en produisant un trouble général de ces fonctions : je crois, au contraire, que le second est, le plus souvent, provoqué par l'action directe du froid, c'est-à-dire que la douleur rhumatismale se produit, ordinairement, à l'endroit même où le froid a été ressenti ; de telle sorte que le rhumatisme articulaire aigu est une maladie plus générale, et le rhumatisme celluleux une maladie plus locale.

Le rhumatisme celluleux affecte le tissu conjonctif, comme le rhumatisme articulaire se localise sur les tissus séreux et cellulo-séreux péri et intra-articulaires : c'est-à-dire que, dans ces deux formes de l'affection rhumatismale, le mouvement fluxionnaire se porte sur les mêmes éléments anatomiques.

Je ne crois pas devoir entrer dans de nouveaux développements sur les mouvements fluxionnaires séreux qui provoquent le rhumatisme ; ce que j'ai déjà dit à ce sujet me paraît suffisant ; et si, comme je crois l'avoir prouvé, toutes les maladies catarrhales ont pour siége les tissus conjonctif, séreux, cellulo-séreux ou muqueux ; le rhumatisme celluleux, ne pouvant faire exception à la règle, affecte nécessairement le tissu cellulaire ; je vais en fournir de nouvelles preuves.

Ces preuves je les tirerai :

1° De la symptomatologie et du raisonnement ;

2° De l'anatomie pathologique ;

3° Du traitement.

1° Preuves tirées de la symptomatologie et du raisonnement.

Où le rhumatisme celluleux se rencontre-t-il le plus fréquemment ? On le rencontre le plus souvent :

1° Au cou ;

2° Au thorax dans la partie supérieure, et plus particulièrement dans le voisinage de l'épaule :

3° A la partie inférieure du thorax, et à la région lombaire ;

4° A l'épaule ;

5° Dans le voisinage du bassin ;

6° Aux cuisses et aux bras ;

7° Aux jambes et aux avant-bras ;

8° Enfin, aux mains, aux pieds et à la région crânienne.

Telles sont par ordre de fréquence, les régions dans lesquelles se produit le rhumatisme celluleux.

Voyons maintenant quelles sont les régions où l'on rencontre le plus de tissu conjonctif.

Le tissu conjonctif se rencontre en plus grande quantité dans toutes les parties du corps où la peau est appelée à de grands mouvements. Il en existe surtout au cou où la peau est séparée du tissu musculaire par une couche épaisse de tissu cellulaire très lâche. Vient ensuite le thorax, dans sa partie supérieure et latérale, parce que dans cette région, la peau, par les mouvements très étendus et très fréquents des bras, est appelée à de grands déplacements qui sont favorisés par une grande quantité de tissu cellulaire très lâche.

Vers la base du thorax et les lombes, la couche de tissu conjonctif sous-cutané, quoique moins épaisse que dans les régions précédentes, l'est encore assez. Enfin, on trouve le tissu cellulaire moins abondant à mesure qu'on s'éloigne du tronc, et qu'on se porte vers les extrémités des membres ; ainsi, on en rencontre plus aux épaules et autour du bassin qu'aux bras et aux cuisses, plus aux bras et aux cuisses qu'aux avant-bras, aux jambes, aux mains et aux pieds, et enfin dans ces dernières régions plus que sous le cuir chevelu.

Nous voyons donc, en comparant les deux tableaux que je viens de tracer, que la fréquence du rhumatisme celluleux, au point de vue du siége, est en raison directe de l'abondance du tissu conjonctif dans la région.

Et en effet, le tissu lamineux est surtout abondant au cou ; là, le rhumatisme celluleux a son maximum de fréquence. Il est vrai que le cou est très exposé au froid ; mais ce n'est pas le motif de la fréquence du rhumatisme dans cette région, car le cuir chevelu, la face et les mains y sont tout aussi exposés, et cependant le rhumatisme celluleux s'y fixe rarement.

A la partie supérieure et latérale du thorax le tissu cellulaire est presque aussi abondant qu'au cou; c'est pour cela que le rhumatisme s'y fixe très fréquemment aussi.

Aux lombes et à la partie inférieure du thorax le tissu conjonctif, quoique assez abondant, l'est cependant un peu moins que dans les deux autres régions dont je viens de parler; aussi le rhumatisme s'y rencontre-t-il souvent, mais moins qu'au cou, et à la partie supérieure du thorax. Aux épaules, puis autour du bassin, où la couche du tissu cellulaire est encore assez épaisse, on le rencontre assez fréquemment.

Et à mesure qu'on se rapproche des extrémités des membres, le rhumatisme celluleux devient de plus en plus rare, parce que le tissu cellulaire lui-même devient de plus en plus serré et rare; excepté à la région plantaire où il se fixe relativement assez souvent, parce que le tissu cellulo-graisseux y est en assez grande quantité.

Au cuir chevelu le rhumatisme celluleux se produit rarement parce que le tissu lamineux y est rare et serré.

Ce que je viens de dire, sans être une preuve irréfutable que le siége du rhumatisme en question est bien le tissu cellulaire, en est au moins une très sérieuse, car il existe des muscles aux jambes et aux bras ; pourquoi donc le rhumatisme y est-il plus rare qu'ailleurs ? C'est qu'il y existe moins de tissu cellulaire que dans les autres régions.

J'arrive à une seconde preuve. Si le tissu musculaire était réellement le siége du rhumatisme, la douleur suivrait, ordinairement, la direction d'un ou de plusieurs muscles, et, cependant, il n'en est pas ainsi ; je dirai même que le contraire, presque toujours, a lieu. Nous voyons, par exemple, la douleur occuper une plus ou moins grande surface, sans direction déterminée, n'ayant presque jamais pour ligne de démarcation un muscle ou un groupe de muscles ; ou bien encore, il n'y aura d'atteinte qu'une surface de quelques centimètres, bien inférieure à l'étendue d'un muscle. Je vais donner des exemples : Si le tissu musculaire était le siége du rhumatisme, il en résulterait que lorsque cette maladie affecte toute la région supérieure de la cuisse, par exemple, la région inférieure restant à l'état normal, il en résulterait, dis-je, que la douleur passerait de l'extrémité supérieure d'un muscle à l'extrémité supérieure d'un autre muscle, plutôt que de suivre tout le muscle lui-même; j'avoue que cela me paraît bien improbable. Encore un autre exemple : Ne voyons-nous pas le rhumatisme cheminer à des distances plus ou moins grandes; ainsi, il peut s'étendre de la région thoracique à la région lombaire. Croit-on alors que la maladie passe des muscles du thorax aux muscles des lombes? n'est-il pas plus raisonnable d'admettre que la douleur passe de proche en proche d'une région à une autre, en suivant le tissu conjonctif dans lequel il n'y a pas de solution de continuité?

Ceux qui admettent que le rhumatisme est musculaire s'appuient beaucoup sur ce fait que la douleur est surtout et presque exclusivement réveillée par les contractions musculaires. Je ne vois là rien de probant; il est d'ailleurs facile d'expliquer comment la douleur se produit dans ce cas.

On sait que la sensibilité organique est très développée dans les tissus exhalants et par conséquent dans le tissu cellulaire; il n'est donc pas étonnant que, lorsque ce tissu est le siége d'une douleur rhumatismale et par conséquent d'accidents inflammatoires, il n'est pas étonnant, dis-je, que les muscles en se contractant et en froissant le tissu cellulaire irrité, amènent de la douleur.

Une autre preuve à l'appui de ce que j'avance est la suivante : Il m'est arrivé plusieurs fois, lorsque le rhumatisme celluleux se produisait dans une région où le tissu conjonctif est très lâche, de presser, entre deux doigts, un fort repli de la peau, en faisant en sorte de n'exercer aucune pression sur les muscles : dans ce cas, je provoquais une douleur aussi vive que par la pression directe. C'était donc bien le tissu cellulaire qui était douloureux.

L'absence apparente de tuméfaction a contribué à faire croire que le siége du rhumatisme n'était pas dans le tissu cellulaire. Il est bien certain, en effet, que, dans la plupart des cas, la tuméfaction ne peut être constatée : cela tient à ce que le mouvement fluxionnaire est, en général, peu intense dans le rhumatisme celluleux et, par le fait, l'exhalation séreuse peu abondante ; cela tient aussi à ce que le rhumatisme celluleux se manifestant, le plus ordinairement, dans des régions qui offrent une large surface, la tuméfaction est tellement diffuse, qu'elle est peu ou point apparente, surtout lorsque le rhumatisme se trouve sur le tronc : mais lorsqu'il se produit au cou, à la cuisse ou au bras surtout, la tuméfaction peut atteindre des proportions considérables ; ainsi, j'ai vu un cas de rhumatisme celluleux du bras droit qui avait provoqué une tuméfaction énorme. Voici ce fait :

Une jeune fille, âgée de dix-huit ans, d'une constitution forte, et d'un tempérament lymphatico-sanguin, ayant fait une promenade à la campagne, se coucha, toute suante, sur l'herbe humide ; dès le lendemain, l'épaule droite était le siége d'une vive douleur, qui s'étendit bien vite à tout le bras. Cette douleur, très tolérable lorsque le bras était en repos, devenait déchirante, à la suite de la plus légère contraction musculaire; de telle sorte que, tout mouvement était devenu à peu près impossible. La douleur était également exaspérée par la plus légère pression, et cela dans toute l'étendue du membre. La peau avait partout conservé sa coloration normale, et la température n'y était nullement modifiée. La tuméfaction devint énorme, et à tel point, que je me demandais si je n'avais pas affaire à une autre affection qu'à un rhumatisme celluleux, mais le diagnostic de la maladie ne pouvait laisser dans l'esprit aucun doute ; la suite, d'ailleurs, vint le confirmer. J'appliquai sur le bras malade plusieurs grands vésicatoires. Après trois semaines, je vis diminuer la tuméfaction du membre affecté et tellement, qu'après un mois, il ressemblait à celui d'une momie ; l'atrophie musculaire était complète. J'eus recours, pendant très longtemps, à l'électricité et à des frictions irritantes ; mais sans succès. Je conseillai alors, suivant l'avis de Lieutaud, de baigner le bras dans le sang encore chaud des animaux tués à l'abattoir, ce dont la malade n'eut qu'à se louer, car, après deux mois, elle pouvait se servir de son bras, qui avait sensiblement grossi, quoi qu'il n'eût pas acquis le volume de l'autre.

La rapidité avec laquelle, après l'action de la cause, le rhumatisme celluleux se produit, concourt à prouver qu'il affecte, non le système musculaire, mais bien le tissu conjonctif ; en effet, il arrive, quelquefois, qu'il s'est écoulé à peine quelques minutes après l'impression du froid, que la douleur se manifeste. Je le demande, comment expliquer une inflammation du tissu musculaire se produisant avec une telle rapidité, quel pourrait être, dans ce cas, le mode de génération de la maladie ? Comment un trouble dans les fonctions de la peau pourrait-il entraîner si rapidement une lésion du système musculaire? Quant à moi, je ne vois aucun rapport entre les fonctions de la peau, et les fonctions des muscles ; tandis qu'on s'explique très bien le développement rapide de l'affection, en invoquant un principe certain, admis par tous les médecins, je veux parler du mouvement de bascule qui se fait entre les fonctions d'exhalation.

Avec ce principe, on comprend facilement la rapidité avec laquelle l'affection rhumatismale peut se produire dans le tissu cellulaire, et j'ajoute que cette explication est la seule qui satisfasse.

2° *Preuves tirées de l'anatomie pathologique.*

Le rhumatisme celluleux laisse rarement des traces de son passage. Mais quand des lésions anatomiques ont pu être constatées, on les a trouvées dans le tissu cellulaire sous-cutané ou interfibrillaire des muscles voisins des articulations affectées de rhumatisme articulaire très aigu. Voici ces lésions, d'après M. Ernest Besnier.

« Dans ces circonstances, on trouvera le tissu » conjonctif sous-cutané infiltré à des degrés » divers, et quelquefois comme lardacé, injecté » et présentant, parfois, des sugillations, des » traînées ecchymotiques ; les muscles voisins » partiellement atrophiés et stéatosés, les élé- » ments connectifs intermusculaires altérés de » la même manière que les couches sous-cuta- » nées et exceptionnellement présentant des indi- » ces d'une véritable phlegmasie suppurée » (1). Nous le voyons, les principales lésions se trouvent dans le tissu cellulaire, car l'atrophie n'est qu'une altération de nutrition, et, par conséquent, n'est qu'une lésion consécutive.

Quant à la suppuration, dont parle M. Ernest Besnier, si elle a été observée, elle n'a pu l'être que dans les muscles voisins d'un rhumatisme compliqué d'une autre affection qui a transformé le rhumatisme en arthrite.

L'anatomie pathologique vient donc encore concourir à prouver que le siége du rhumatisme dont nous parlons est bien le tissu cellulaire.

Mais, le plus ordinairement, il n'existe pas de

(1) ERNEST BESNIER, *Dictionnaire Encyclopédique des sciences médicales,* 3e série, T. IV, p. 483.

lésion anatomique ; cette absence habituelle de lésion concourt aussi à prouver qu'il s'agit surtout, dans cette maladie, d'un trouble fonctionnel et non d'une affection du tissu musculaire ; car avec un trouble fonctionnel, on s'explique que la maladie soit assez légère pour ne laisser, après la mort, aucune trace de son passage, tandis qu'avec une inflammation du tissu musculaire on s'expliquerait plus difficilement cette absence de lésion.

3° Preuves tirées de la médication

Quand, à la suite d'une abondante transpiration il arrive que le rhumatisme celluleux est presque instantanément guéri, je le demande, comment pourrait-on s'expliquer cette guérison si rapide, par la transpiration, s'il s'agissait d'une inflammation d'un muscle ? J'ajoute que c'est non seulement inexplicable, mais que c'est contraire à la raison. La guérison si prompte du rhumatisme celluleux par la sudation, ne prouve-t-elle pas, au contraire, le mouvement de bascule qui s'établit entre l'exhalation du tissu conjonctif et l'exhalation cutanée ? et ne vient-elle pas prouver que c'est le tissu cellulaire qui était affecté, puisque la maladie cesse, lorsque l'hyperexhalation séreuse de ce tissu s'arrête?

Ce que je viens de dire s'applique au vésicatoire, qui, presque toujours, guérit très rapidement le rhumatisme celluleux. Il s'agit là, comme plus haut, d'un déplacement de l'activité fonctionnelle des tissus exhalants. Il est incontestable, selon moi, que si la maladie siégeait dans le tissu musculaire, l'exhalation séreuse produite par le vésicatoire, serait incapable de la guérir si vite.

L'ensemble de ce qui précède me paraît prouver d'une façon irréfutable que le siége de la forme rhumatismale dont nous nous occupons est bien le tissu cellulaire.

Ce tissu se trouvant répandu dans presque toutes les parties de l'organisme, et le rhumatisme pouvant se manifester partout où ce tissu existe, il en résulte qu'il n'est pas de région qui ne puisse être le siége de la maladie. Mais comme le rhumatisme celluleux est le plus souvent provoqué par l'action directe du froid, c'est-à-dire, que la douleur rhumatismale se produit, le plus ordinairement, à l'endroit même où le froid a été ressenti, il s'ensuit que le rhumatisme affecte, le plus souvent, les couches les plus superficielles du tissu cellulaire, principalement le tissu cellulaire sous-cutané.

Il se localise fréquemment aussi dans le tissu conjonctif qui sépare les muscles, plus rarement, je crois, dans le tissu lamineux interfibrillaire, et ce qui me le fait supposer, c'est que si ce tissu était souvent affecté, les lésions de nutrition seraient plus fréquentes.

CHAPITRE II

Existe-t-il un rhumatisme des parenchymes ?

La fluxion rhumatismale peut-elle se porter sur les parenchymes, de l'utérus, du foie, de la rate, etc.? Certainement non. Grisolle dit que la science ne possède encore à ce sujet aucune donnée positive. Quant à moi, je crois beaucoup qu'elle n'en possédera jamais venant prouver le contraire de ce que j'avance, et cela, parce que la fluxion rhumatismale, en abandonnant les articulations ou certaines parties du tissu cellulaire, ne peut, par les nombreuses raisons que j'ai fournies, que se porter sur d'autres tissus séreux, cellulaire, et cellulo-séreux. Je n'ai pas besoin de revenir à toutes les explications que j'ai déjà données à ce sujet. Ce que j'ai dit, à propos du siége du rhumatisme et de toutes les autres formes de l'affection catarrhale, suffit pour prouver que les mouvements fluxionnaires séreux ne peuvent directement et primitivement affecter les parenchymes.

Je sais bien que l'on a décrit le rhumatisme : de l'utérus, du foie, de la rate, de la langue, etc.

Mais, après les développements que j'ai déjà donnés à cette question, je suis autorisé à dire que ce ne sont pas les parenchymes eux-mêmes qui ont été affectés, mais le tissu cellulaire ambiant ou interstitiel, les muqueuses ou les séreuses qui tapissent ces organes.

Cette explication donnée, il n'en est pas moins vrai que chaque organe entouré, ou renfermant du tissu conjonctif frappé de rhumatisme, exprime sa souffrance par une symptomatologie particulière. Mais il ne s'ensuit pas que le tissu propre du parenchyme soit affecté.

Mon excellent ami le docteur Segay, chirurgien honoraire des hôpitaux de Bordeaux, me disait un jour qu'il avait fréquemment observé, et depuis j'ai fait la même observation, que, quand l'atmosphère était chargée d'humidité, certaines femmes atteintes de maladies de l'utérus souffraient davantage.

Voici l'explication de ces souffrances : quand la muqueuse qui recouvre le col de l'utérus et le vagin est le siége d'une inflammation chronique, il peut se produire ce que nous constatons chez les gens atteints de bronchite chronique. Nous savons, en effet, que les catarrheux se trouvent, en général, bien, lorsque le temps est sec, et qu'au contraire ils souffrent, toussent et crachent beaucoup lorsque le temps est humide : cela tient au mouvement de bascule qui s'établit entre les fonctions de la peau et les fonctions des muqueuses atteintes d'inflammation ; on sait que le mouvement fluxionnaire résultant du ralentissement des fonctions de la peau tend toujours à se porter sur les tissus exhalants déjà frappés d'inflammation, c'est-à-dire là où il existe une irritation. Dans les mêmes conditions atmosphériques et par les mêmes motifs, l'inflammation de la muqueuse utérine et vaginale peut augmenter et entraîner plus de douleur.

Il peut arriver aussi que, la muqueuse utérine étant à l'état normal, l'utérus soit le siége d'affections diverses, qui entretiennent dans l'atmosphère celluleuse qui enveloppe cet organe un certain état inflammatoire ou subinflammatoire, qui attire vers lui le mouvement fluxionnaire séreux quand l'atmosphère est chargée d'humidité et que les fonctions de la peau se font mal ; et cela en vertu de la loi *ubi stimulus ibi fluxus* ; il arrive dans ce cas, ce qui se produit chez les gens qui ont été atteints d'entorse ou de traumatismes graves, et qui souffrent davantage lorsque le temps est humide, toujours par les mêmes motifs.

Ce que je viens de dire pour l'utérus s'applique à tous les autres parenchymes ; de telle sorte que quand l'utérus, le foie, la rate, la langue, etc., sont, avec un temps humide, le siége de douleurs plus ou moins vives, ce n'est jamais leur parenchyme qui est affecté, c'est toujours la muqueuse ou la séreuse qui les tapisse, ou bien l'atmosphère celluleuse qui les enveloppe, ou bien encore leur tissu lamineux interstitiel.

Il n'existe donc pas, selon moi, de rhumatisme des parenchymes, pas plus qu'il n'existe de rhumatisme du tissu musculaire, mais seulement des affections catarrhales des muqueuses, des séreuses, ou du tissu conjonctif qui sont en rapport avec ces organes.

De même, lorsque la peau est atteinte de rhumatisme, c'est le tissu cellulaire qui entre dans son organisation qui en est le siége.

Ces réserves faites ; bien qu'il n'existe pas de rhumatisme des parenchymes, on peut admettre, au point de vue clinique, le rhumatisme de l'utérus, du foie, de la rate, de la langue, etc. : parce que les indications ne se tirent pas seulement de la nature d'une maladie, mais encore de sa symptomatologie et des relations de voisinage de tissus affectés.

CHAPITRE III

Névralgie rhumatismale.

Dès lors que la névralgie rhumatismale est due à l'action du froid troublant les fonctions de la peau, sa physiologie pathologique doit être la même que celle de toutes les autres maladies catarrhales et, par conséquent, comme les autres aussi, elle doit affecter un tissu exhalant.

La maladie catarrhale avec laquelle la névralgie rhumatismale a le plus d'analogie, est le rhumatisme celluleux ; celui-ci a même été considéré comme une névralgie par Tardieu, ce qui, à mon avis, n'est pas exact. Pour être dans le vrai, il n'y a qu'à renverser les termes de la phrase, et dire que la névralgie rhumatismale est une des formes cliniques du rhumatisme celluleux.

Ces deux maladies frappent les mêmes éléments anatomiques, et si leur symptomatologie diffère, cette différence tient, non au tissu affecté, mais à la région où se trouve ce tissu et au voisinage de la substance nerveuse.

La névralgie rhumatismale et le rhumatisme celluleux sont très fréquemment provoqués par le même coup de froid, ce qui concourt à prouver leur analogie, tant au point de vue de la cause qu'à celui du siége.

Si je consulte la physiologie pathologique des maladies catarrhales en général, telle que je l'ai établie dans ce qui précède, j'arrive à conclure que la névralgie rhumatismale est produite par l'inflammation catarrhale du tissu cellulaire qui entoure le névrilème, du névrilème lui-même, et du tissu cellulaire qui se trouve entre les gaînes partielles des nerfs.

Les données de l'anatomie pathologique viennent pleinement confirmer ce que j'avance, et

en effet : « il existe, dit Béclard, du tissu cellu-
» laire autour de la gaîne générale et entre les
» gaînes partielles des nerfs, comme on l'observe
» pour les faisceaux musculaires et pour les élé-
» ments qui les composent. Dans les névralgies,
» ce tissu est quelquefois le siége d'un œdème ou
» d'une infiltration qui le rend, dans certains cas,
» compacte ou serré, d'autrefois d'une congestion
» sanguine ou d'une rougeur très grande (1). »

Cotugno aussi, reconnut que certaines névralgies étaient dues à un travail inflammatoire et à la présence d'un exsudat ou d'une exhalation séreuse dans la gaîne des cordons nerveux.

Ces données de l'anatomie pathologique confirment donc ce qui précède, c'est-à-dire que la névralgie rhumatismale est déterminée par une inflammation catarrhale de l'élément conjonctif qui entre dans l'organisation des cordons nerveux. Mais allons plus loin.

Il est admis, par presque tous les pathologistes, que la seule cause positive de la névrite idiophatique est l'impression subite du froid humide.

Etudions donc l'anatomie pathologique de la névrite catarrhale ; nous verrons ces données

(1) P. A. Béclard. *Anatomie générale*, p. 621.

anatomo-pathologiques venir à l'appui de ce que nous avons dit précédemment; et, avec elles, nous pourrons avoir une idée claire de la genèse des névralgies, des paralysies et de l'atrophie musculaire rhumatismales.

L'inflammation peut être bornée au névrilème, c'est la périnévrite ; ou elle peut frapper le tissu lamineux qui sépare les tubes nerveux, c'est la névrite interstitielle ; ou bien elle porte sur la substance nerveuse elle-même, c'est alors une névrite parenchymateuse.

Je vais emprunter au *Nouveau Dictionnaire de médecine et de chirurgie pratiques* ce qui a trait à l'anatomie pathologique de ces diverses formes de névrites. M. le Dr Labadie Lagrave, citant Gendrin, dit : « que cet auteur distinguait » trois modalités différentes de l'inflammation » des nerfs, subordonnées à l'intensité du pro- » cessus.

» 1° L'inflammation aiguë des nerfs, d'une » intensité moyenne, se reconnaît aux carac- » tères suivants : le nerf est d'un rouge vif, il » est tuméfié, ses filets sont plus écartés les uns » des autres que dans l'état sain, le névrilème » présente une injection vasculaire d'autant plus » serrée que l'on est plus près du foyer de la

» phlegmasie. On distingue cependant toujours, » même dans l'endroit où la rougeur est la plus » grande, un réseau vasculaire serré, que l'on » retrouve par la dissection jusque sur les filets » qui forment le centre des cordons nerveux. En » examinant à la loupe ce réseau vasculaire natu- » rellement injecté, on voit une multitude de » filets capillaires qui unissent transversalement » les capillaires principaux qui suivent la direc- » tion du nerf, soit en rétrogradant, soit en se » dirigeant vers sa terminaison. Le tissu cellu- » laire interstitiel des cordons nerveux est lui- » même fort injecté et très infiltré de sérosité.

» A ce degré de l'inflammation la pulpe ner- » veuse ne présente encore aucune altération » apercevable ; les filets nerveux ne semblent pas » augmentés d'épaisseur, ils paraissent dans » l'état physiologique.

» 2° Quand l'inflammation d'un nerf a acquis » plus d'intensité, le cordon nerveux est d'un » rouge uniforme, brunâtre ou violet ; du sang » pur est extravasé ou infiltré dans le névrilème. » Le cordon nerveux gonflé paraît homogène » dans sa texture et d'une moins grande densité » que dans l'état sain ; on ne distingue plus le » réseau vasculaire injecté que sur les limites de

» la phlegmasie. Le nerf, en cet état, se déchire » presque aussi facilement en travers qu'en long; » c'est un tissu spongieux, rouge, qui ressemble » à un cordon de tissu cellulaire enflammé. Par » une section transversale, on ne distingue la » pulpe qu'à une matière rouge demi-liquide qui » forme des points dans l'épaisseur du cordon » nerveux.

» Aux limites de l'inflammation, on remarque » facilement que la pulpe nerveuse est rouge et » comme ramollie; il y a des filets qui semblent » remplis de sang. En s'éloignant de l'inflamma- » tion jusqu'aux points où l'injection vasculaire » est très légère, le nerf paraît comme disséqué, » les filets semblent séparés les uns des autres » par une sérosité assez abondante.

» 3° Dans la névrite chronique qui survient » souvent d'emblée, on observe surtout la ten- » dance à la néoplasie conjonctive, à l'indura- » tion, en un mot, à la sclérose. Cette néoplasie » conjonctive épaissit le névrilème et ses prolon- » gements, et produit, comme toutes les sclé- » roses interstitielles, l'atrophie secondaire de » l'élément parenchymateux. Ce dernier dispa- » raît quelquefois par résorption, et le nerf est » transformé de la sorte en un simple cordon de

» tissu conjonctif friable, grisâtre, souvent seg
» menté, adhérant intimement aux tissus voi-
» sins (1). »

En m'appuyant sur ces données de l'anatomie pathologique, sur l'observation et la théorie que j'ai exposée dans le cours de cet ouvrage, je conclus que la névralgie rhumatismale est due à une périnévrite ou à une névrite interstitielle catarrhale; les tubes nerveux et la pulpe nerveuse restant à l'état normal, et ne se trouvant pas trop comprimés par l'épanchement séreux résultant de la fluxion catarrhale qui s'est fixée sur l'élément conjonctif du cordon nerveux.

Non-seulement l'anatomie pathologique, l'observation et le raisonnement démontrent que la névralgie rhumatismale est due à une périnévrite interstitielle catarrhale, mais encore le traitement le confirme, témoin l'action souvent si prompte du vésicatoire, qui, dans ce cas, ne peut agir qu'en déplaçant l'activité fonctionnelle de l'élément lamineux qui entre dans l'organisation des cordons nerveux et de la peau.

Si la périnévrite ou la névrite interstitielle ne prend pas des proportions trop grandes, la réso-

(1) LABADIE LAGRAVE. *Nouveau Dictionnaire de médecine et de chirurgie pratiques*, tome XXIII, page 726.

lution, le plus ordinairement, s'opère vite, et la névralgie disparaît avec les accidents inflammatoires.

Mais si l'inflammation est trop intense, la prolifération cellulaire du névrilème et du périnèvre peut amener un épaississement de la gaîne névrilématique, et, par là, une névralgie rhumatismale chronique.

CHAPITRE IV

Paralysie rhumatismale.

La paralysie rhumatismale qui vient à la suite d'un coup de froid, ce qui arrive souvent pour la paralysie faciale, par exemple, est due à une altération de la substance nerveuse; mais cette altération n'est jamais provoquée par l'action directe d'un mouvement fluxionnaire séreux; toujours elle est consécutive à l'inflammation catarrhale du tissu cellulaire interposé entre les tubes nerveux.

Je ne puis, à ce sujet, que reproduire ce que j'ai dit à propos de la névralgie rhumatismale. Puisque la paralysie rhumatismale est due à l'action du froid troublant les fonctions de la peau, sa physiologie pathologique doit être la même que celle de toutes les autres maladies catarrhales et, par conséquent, comme les autres aussi, elle doit affecter un tissu exhalant; or, comme en fait de tissu exhalant, il n'entre dans l'organisation des cordons nerveux que du tissu cellulaire, c'est ce tissu qui doit être affecté, comme il l'est dans la névralgie rhumatismale.

La névralgie et la paralysie rhumatismales affectent donc primitivement les mêmes éléments anatomiques ; et il n'y a, selon moi, comme nous allons le voir un peu plus loin, entre les deux maladies, au point de vue de la lésion, qu'une différence d'intensité des accidents inflammatoires.

La paralysie rhumatismale peut être amenée de trois façons : 1° par compression des tubes nerveux; 2° par atrophie de la substance nerveuse; 3° par inflammation et altération de la substance nerveuse.

1° Par compression des tubes nerveux :

Quand le mouvement fluxionnaire se porte sur le tissu cellulaire interposé entre les gaînes partielles des nerfs, il peut s'y produire, comme l'ont observé Béclard, Cotugno et beaucoup d'autres auteurs, une névrite interstitielle entraînant de l'œdème. Il peut arriver, dans quelques cas, que le tissu cellulaire interstitiel des cordons nerveux est infiltré d'une grande quantité de sérosité; or, quand il en est ainsi, on s'explique très bien que la compression des tubes nerveux par la sérosité puisse interrompre la continuité du contenu des tubes nerveux, et, par là, provoquer la paralysie, en faisant perdre aux filets nerveux leurs propriétés conductrices.

Si les accidents inflammatoires ne sont pas trop intenses, et si la résolution du processus inflammatoire se fait, la paralysie cesse avec ce processus.

2° Par atrophie de la substance nerveuse:

Si l'inflammation du tissu lamineux interstitiel a été trop intense, si la prolifération cellulaire a été trop active, la paralysie peut arriver de deux façons : la gangue scléreuse qui résulte de la prolifération cellulaire trop active, peut enserrer et comprimer les tubes nerveux et amener la paralysie par compression; ou bien encore, et c'est là ce qui doit arriver le plus souvent, lorsque le tissu cellulaire est induré, comme lardacé, le mouvement circulatoire s'y interrompt et alors la substance nerveuse ne recevant plus par les capillaires sanguins les matériaux néces saires à sa nutrition, s'atrophie : de telle sorte que la genèse de la paralysie-rhumatismale, comme nous allons le voir au chapitre suivant, a la plus grande analogie avec la genèse de l'atrophie musculaire rhumatismale.

La paralysie rhumatismale est, en général, rebelle, parce que la résolution de la sclérose qui, presque toujours, la provoque, est ordinairement lente ou impossible.

3° Par inflammation et altération de la substance nerveuse :

La névrite parenchymateuse doit presque infailliblement amener la paralysie : il ne me paraît pas utile d'entrer à ce sujet dans de grands développements, car il est incontestable que lorsque la substance nerveuse est altérée par un travail inflammatoire tant soit peu intense, elle doit perdre, dans la grande majorité des cas, ses propriétés conductrices.

Je viens de parler de névrite parenchymateuse ; cela ne veut pas dire, je le répète, que j'admette une névrite catarrhale parenchymateuse directement provoquée par le mouvement fluxionnaire rhumatismal. Cette névrite est toujours secondaire. La fluxion rhumatismale provoque d'abord une inflammation catarrhale du tissu cellulaire qui sépare les gaînes partielles des nerfs, et cette inflammation, quand elle est très intense, peut, quelquefois, traverser les tubes nerveux et gagner la substance nerveuse : de telle sorte que la névrite catarrhale parenchymateuse ne peut jamais être que consécutive à la névrite catarrhale interstitielle.

CHAPITRE V

Atrophie musculaire rhumatismale.

Une des conséquences du rhumatisme celluleux, conséquence assez rare, il est vrai, eu égard à la très grande fréquence de cette forme de l'affection rhumatismale, est l'atrophie musculaire.

Comment se produit-elle? Telle est la question que je me propose de traiter.

D'abord comment, en général, se produit une atrophie par cause locale?

Voici ce que je trouve dans le *Dictionnaire encyclopédique des sciences médicales*, à l'article Atrophie signé B. Ball :

« Le sang et les nerfs sont les principaux

» régulateurs de la nutrition. Nous aurons donc » à rechercher, dans un trouble de la circulation et de l'innervation, l'origine de la plupart des » atrophies par cause locale. Il faut néanmoins » faire une place aux affections développées sur » le point même où l'arrêt de la nutrition s'est » manifesté.

» 1° L'ischémie, lorsqu'elle ne détermine pas » la gangrène, donne lieu à une atrophie plus ou » moins complète au point lésé. Le ramollisse- » ment cérébral, on le sait aujourd'hui, est la » conséquence d'un arrêt du sang dans les vais- » seaux de l'encéphale. La ligature d'un tronc » principal d'un membre en amène toujours » l'atrophie, lorsque la circulation ne se rétablit » pas complètement par les collatérales.....

» Les congestions passives agissent dans le » même sens, en s'opposant au renouvellement » des éléments qui doivent apporter la vie dans » chacun de nos organes.

» L'atrophie par compression rentre habituel- » lement dans cette catégorie; une tumeur volu- » mineuse gêne la circulation des parties voisi- » nes et tend à les atrophier en les comprimant; » l'*infiltration œdémateuse du tissu cellulaire* » *en le comprimant finit par l'atrophier.*

» A côté de l'atrophie par défaut de sang, on » peut placer celle qui résulte d'un obstacle ap- » porté à la circulation du chyle.....

» 2° Les affections du système nerveux jouent » un rôle prépondérant dans la production des » atrophies, on sait que la section d'un nerf fait » rapidement diminuer le volume des muscles » auxquels il se distribue..... (1).»

Le mode de production de l'atrophie musculaire rhumatismale est parfaitement décrit dans les lignes qui précèdent : c'est ce que nous allons examiner.

Si le rhumatisme celluleux n'amène pas très fréquemment, après lui, l'atrophie, cela me paraît tenir à ce qu'il affecte, le plus ordinairement, le tissu cellulaire sous-cutané; mais quand il affecte le tissu cellulaire qui sépare les fibres ou les fibrilles musculaires, s'il est très intense, il peut provoquer l'atrophie, et voici comment :

Le rhumatisme celluleux n'est autre chose, comme nous l'avons dit et prouvé, qu'un effort excrétif qui se fait sur le tissu cellulaire, et cet effort excrétif amène toujours une hyperexhalation plus ou moins abondante.

(1) B. Ball. *Dictionnaire encyclopédique des sciences médicales* 1re série, tome VII, page 187.

Lorsque l'affection réside dans le tissu conjonctif qui sépare les fibrilles musculaires, l'atrophie musculaire rhumatismale peut être amenée de deux façons : 1° par compression des fibrilles musculaires ; 2° par la sclérose du tissu lamineux interposé entre ces fibrilles.

1° Par compression.

Lorsque l'œdème du tissu cellulaire est considérable, on s'explique très bien que les fibrilles musculaires peuvent être comprimées, et que par cette compression, la circulation capillaire dans ces fibrilles peut être tellement gênée que le mouvement circulatoire ne s'y fait que difficilement ou ne s'y fait plus, de là l'atrophie ; de même qu'une tumeur qui gêne la circulation des parties voisines tend à les atrophier ; de même que, comme le dit B. Ball, l'infiltration œdémateuse du tissu cellulaire, en le comprimant finit par l'atrophier.

2° Par la sclérose du tissu lamineux interposé entre les fibrilles musculaires.

Nous savons que lorsque la fluxion rhumatismale se fixe sur le tissu cellulaire, celui-ci peut, non seulement être le siége d'un œdème plus ou moins considérable, mais aussi, quand l'inflammation catarrhale est intense, subir, dans son organisation, des modifications profondes résultant d'une prolifération cellulaire qui le rend, dans certains cas, compacte, serré, comme lardacé. Dans ces conditions, on conçoit très bien que les capillaires qui traversent ce tissu conjonctif altéré et induré, soient enserrés et comprimés par ce tissu : on conçoit très bien aussi que le mouvement circulatoire doit s'interrompre dans ces capillaires ainsi comprimés, et que, par ce fait, les matériaux nécessaires à leur nutrition ne peuvent plus arriver aux fibrilles musculaires; de là leur atrophie.

Ce n'est pas seulement par la compression des vaisseaux sanguins que l'atrophie peut se produire, elle peut être aussi déterminée par la compression des dernières ramifications des nerfs.

Dans son traité de physiologie, J. Béclard dit:

« Il est certain que la moëlle nerveuse et l'axe
» que contiennent les tubes nerveux doivent être
» dans leur état d'intégrité pour que les phéno-
» mènes de l'action nerveuse puissent se pro-
» duire, il faut de plus qu'il y ait continuité des
» tubes nerveux. Le nerf perd également ses pro-
» priétés conductrices lorsqu'au lieu de le diviser
» en travers on applique simplement sur lui une
» ligature ; la ligature comme la section inter-

» rompt également, en effet, la continuité du con-
» tenu des tubes nerveux. »

Dans ces lignes, je trouve également l'explication de l'atrophie musculaire rhumatismale, car, si, comme je le prétends, et comme, selon moi, tout l'indique, la compression des capillaires sanguins amène l'atrophie, on conçoit, par les mêmes motifs, que les extrémités terminales des nerfs qui probablement ne sont constituées que par un tube nerveux, puissent être facilement comprimées, et que par cette compression la continuité du contenu des tubes nerveux étant interrompue, les phénomènes de l'action nerveuse ne puissent plus se produire. De là, aussi, l'atrophie.

Dans ces circonstances, l'atrophie s'explique d'autant mieux, je le répète, que les nerfs se dépouillent de leur névrilème à leur terminaison, et que, par là, la substance nerveuse est plus facilement compressible.

On peut admettre aussi, connaissant les rapports qui existent entre le rhumatisme celluleux, la paralysie et la névralgie rhumatismales, que l'inflammation catarrhale du tissu cellulaire interfibrillaire des muscles peut, quelquefois, gagner la substance nerveuse des filets nerveux qui le traversent et amener une névrite parenchymateuse qui fait perdre, aux filets nerveux atteints, leurs propriétés conductrices. Ce dernier mode de production de l'atrophie est d'autant plus vraisemblable que les nerfs, comme je l'ai dit plus haut, se dépouillent de leur névrilème, à leur terminaison, et que, par là, l'inflammation catarrhale du tissu cellulaire peut plus facilement les frapper.

SIXIÈME PARTIE

Existe-t-il un principe rhumatismal particulier au rhumatisme ?

Tout ce que j'ai dit plus haut répond suffisamment à la question. Non, il n'existe pas de principe rhumatismal.

Comme je l'ai déjà exposé, le rhumatisme, la pleurésie et toutes les autres maladies catarrhales sont de même nature ; et si leur symptomatologie ne se ressemble pas, cela tient à ce que les organes affectés diffèrent. Une des preuves que le rhumatisme et les autres maladies catarrhales sont de même nature, c'est que le même coup de froid peut provoquer, à la fois, une pleurésie et une douleur rhumatismale, un rhumatisme et un coryza, un rhumatisme et une pneumonie, etc. Devra-t-on dire, dans ce cas, que le coryza, la pleurésie, la pneumonie sont d'une nature différente de celle du rhumatisme? Il n'est pas permis de le penser, car on ne peut admettre que, dans ces circonstances, le même coup de froid provoque des maladies de nature différente.

Il n'existe pas plus de principe rhumatismal qu'il n'existe de principe bronchique ou pneumonique.

Quand, tout-à-coup, à la suite d'une forte impression de froid, un rhumatisme se produit chez un individu qui n'en a jamais souffert et qui n'a jamais eu de parents atteints de cette maladie, il faudrait que le coup de froid produisit, d'emblée, un principe rhumatismal, ce qui est absurde.

Si le rhumatisme, au début, n'est pas provoqué par un principe rhumatismal, et s'il s'en produisait un plus tard, il y aurait alors deux espèces de rhumatisme, l'une qui ne serait pas provoquée par un principe rhumatismal et l'autre qui serait entretenue par ce principe, ce qui n'est pas admissible. Ou bien encore, il faudrait admettre que ce principe naît du rhumatisme lui-même. Autant de choses impossibles.

Cependant, bien qu'il n'existe pas de principe rhumatismal particulier au rhumatisme, il est admissible de penser, et je crois que, dans le rhumatisme comme dans toutes les autres maladies catarrhales, il se produit certains phénomènes passagers d'intoxication sur lesquels nous allons nous arrêter un instant.

De même que la diminution de la sécrétion biliaire et la suppression de l'excrétion de la bile peuvent provoquer des maladies par la rétention, dans l'économie, des matériaux qui étaient destinés à la fabrication de cette humeur; de même que la diminution ou la suppression de la sécrétion urinaire peut, par suite de l'accumulation dans le sang de produits usés de la nutrition qui auraient dû être éliminés par l'urine, engendrer un état pathologique qui a été désigné sous le nom d'urémie; de même aussi, le ralentissement ou la suppression des fonctions de la peau, doit laisser dans le sang ou dans la trame des tissus, les matériaux qui étaient destinés à être éliminés par la sueur ou la transpiration insensible, et par cette rétention dans l'économie de matériaux excrémentitiels, donner lieu à un état pathologique qui pourrait être désigné sous le nom d'idrôsémie. (ιδρως, sueur, αἷμα, sang.)

Ainsi donc, dans toutes les maladies catarrhales, il existe probablement une espèce d'intoxication temporaire résultant de l'insuffisance de la dépuration sudorale.

La sueur ne passe pas par absorption dans le torrent circulatoire, puisque aussitôt formée par les glandes sudoripares, elle est, ainsi que les produits de l'exhalation cutanée, immédiatement rejetée au dehors. Ces deux produits des fonctions excrémentitielles de la peau ne peuvent donc pas, comme l'urine, qui est longtemps renfermée dans un réservoir et qui peut s'infiltrer dans les tissus, passer par absorption dans le sang. L'intoxication, dont je viens de parler, ne peut résulter, comme je l'ai exposé dans le cours de ce travail , que de la rétention dans le sang ou dans la trame des tissus, des matériaux générateurs de la sueur ou de la transpiration insensible.

SEPTIÈME PARTIE

Des causes de la chronicité du rhumatisme

Le rhumatisme articulaire passe bien plus fréquemment à l'état chronique que le rhumatisme celluleux, et, parmi les différentes localisations de cette dernière forme de l'affection rhumatismale, le lumbago est celui que nous voyons le plus fréquemment revêtir la forme chronique.

Ce qui va suivre s'adressera donc principalement au rhumatisme articulaire.

Le rhumatisme articulaire devrait guérir, tout en suivant son évolution ordinaire, comme guérissent la plupart des maladies catarrhales ; et il devrait guérir sans passer à l'état chronique. S'il n'en est pas ainsi, et si cette maladie arrive assez fréquemment à la chronicité, cette chronicité est toujours due à des causes permanentes, que nous allons examiner.

Le rhumatisme n'est pas, d'ailleurs, la seule maladie catarrhale qui peut passer à l'état chronique sous l'influence de causes permanentes; la bronchite, par exemple, provoquée d'abord par une impression de froid, devient quelquefois un catarrhe pulmonaire chronique, chez un syphilitique, un scrofuleux, ou à la suite de la répercussion d'un exanthème; on sait, en effet, que l'herpétisme est la grande cause des catarrhes pulmonaires chroniques.

Il serait long et difficile d'énumérer toutes les causes qui peuvent contribuer à la chronicité du rhumatisme; aussi, n'avons-nous pas la prétention de n'en omettre aucune; mais il nous suffira de signaler les principales pour établir, d'une manière générale, l'étiologie de la chronicité du rhumatisme.

Il faut avouer que cette question est très complexe et souvent bien obscure. Tant d'éléments divers peuvent contribuer à la chronicité de cette affection; tant de confusion et d'erreurs peuvent se produire dans le diagnostic des inflammations chroniques des articulations!

On peut diviser en externes et en internes les causes de la chronicité du rhumatisme. Les causes externes sont celles qui n'appartiennent pas au malade ; ce sont, en général, celles qui ont engendré le rhumatisme, et auxquelles on ne s'est pas soustrait ; par exemple, de ne pas avoir abandonné un appartement froid et humide, cause première de la maladie ; chez les marins, les répétitions fréquentes de rhumatismes aigus, répétitions dues aux nécessités de la profession, et à la mauvaise habitude de conserver fréquemment sur soi des vêtements mouillés.

Les causes internes sont celles qui appartiennent au sujet lui-même. Comme elles sont très nombreuses, je ne vais citer que les principales et je parlerai :

1° *De l'âge*. On sait que le rhumatisme chronique est l'apanage de la vieillesse. Pourquoi? En voici les motifs :

Les vieillards suent, en général, fort peu ; de telle sorte que le plus important des émonctoires de l'économie leur fait en partie défaut ; c'est au ralentissement de cette fonction excrémentitielle qu'ils doivent, en général, leur prédisposition à la chronicité de leurs maladies.

Nous savons, en effet, que le rhumatisme articulaire aigu est provoqué par le ralentissement ou la suppression des fonctions de la peau, et qu'il est le résultat d'une véritable excrétion supplémentaire.

Il n'est donc pas étonnant que les adultes, chez lesquels ces excrétions naturelles peuvent facilement se rétablir et se faire avec énergie, aient plus de tendance à la guérison complète de leurs maladies et que les vieillards, qui suent peu, en un mot, qui chassent péniblement au dehors les résidus de la nutrition, soient peu exposés au rhumatisme articulaire aigu, et beaucoup, au contraire, au rhumatisme articulaire chronique; aussi, arrive-t-il que, si un vieillard est atteint de rhumatisme, cette affection, ordinairement, passe chez lui d'emblée à l'état chronique, parce que, je le répète, les crises ne peuvent se faire facilement par la transpiration.

2° *Des diathèses*. Les diathèses sont fréquemment la cause de la chronicité du rhumatisme. Une loi de l'économie est que les virus, et la plupart des autres principes qui altèrent le sang ont, en général, une tendance à s'éliminer par les voies qui lui sont naturellement offertes, et ces voies sont, surtout, certains organes d'excrétion; c'est pour cela que la peau, d'abord, et les muqueuses, ensuite, sont, le plus ordinairement, les organes sur lesquels se produisent les manifestations diathésiques.

Il n'en est pas toujours ainsi, cependant.

Lorsque, dans l'affection rhumatismale, l'effort excrétif se porte sur les articulations, les virus et la plupart des éléments qui altèrent le sang peuvent suivre cet effort, et se porter eux mêmes, avec le mouvement fluxionnaire, sur les tissus exhalants intra ou péri-articulaires.

J'ai été témoin d'un grand nombre de faits qui viennent à l'appui de ce qui précède; je vais citer l'observation la plus importante que j'aie recueillie dans ma pratique.

Le sieur François X..., actuellement âgé de cinquante sept-ans, habite Bordeaux où il exerce la profession de marin; sa constitution est robuste et son tempérament sanguin. Dans le courant de l'année 1860, gardant un bâtiment sur rade, il fut, pendant toute une journée, exposé à une forte pluie et garda, tout le jour, sur lui ses vêtements mouillés. Le sieur X... qui, jusqu'à cette époque, n'avait jamais été atteint de douleurs rhumatismales, fut, dès le lendemain, pris d'une courbature, et, le surlendemain, d'un rhumatisme articulaire aigu ambulant d'une extrême violence Je lui conseillai une médication énergique; sangsues en assez grand nombre, purgatifs, sulfate de quinine, aconit, etc. Malgré mes efforts, le rhumatisme passa à l'état chronique, et le malade devint complètement infirme. Pendant cinq ans j'employai diverses médications énergiques, purgatif Leroy, colchique, puis je l'envoyai à Dax ; mais sans succès. M'étant aperçu qu'il souffrait plus la nuit que le jour, je lui demandai s'il avait été, antérieurement à son rhumatisme, atteint de syphilis. Sur sa réponse affirmative, je lui conseillai le sirop de Gibert : après deux mois, mon malade reprenait son travail qu'il n'a plus interrompu depuis. Les faits analogues à celui-ci sont nombreux.

Il est incontestable que chez le malade qui fait le sujet de l'observation précédente, il s'est agi d'un rhumatisme articulaire aigu, la syphilis n'y étant, au début, pour rien; l'acuité du rhumatisme était trop grande, la maladie était trop bien caractérisée pour éprouver le moindre doute à ce sujet; mais je suis convaincu que si ce malade n'avait pas été sous le coup de la syphilis, il eût guéri comme guérit le plus ordinairement le rhumatisme. Ainsi donc, je le répète, le froid seul a produit le rhumatisme, et la syphilis la chronicité.

Par les mêmes motifs, un rhumatisme articuculaire peut devenir une tumeur blanche, sans pouvoir considérer la scrofule comme une cause de rhumatisme.

De même une arthrite, même légère, survenant à la suite d'une entorse, chez un individu scrofuleux, peut devenir une tumeur blanche.

Cela s'explique : lorsqu'il existe dans l'économie un point d'irritation, tout mouvement fluxionnaire, qu'il soit virulent ou non, tend à s'y porter; et les localisations syphilitiques, scrofuleuses au lieu de se faire à la peau ou ailleurs, se font de préférence sur un organe déjà irrité, en vertu de cette loi établie par Hippocrate, *ubi stimulus, ibi fluxus*.

Aussi Sauvages était-il dans l'erreur lorsqu'il considérait ces différentes diathèses comme produisant des variétés de rhumatisme : syphilitique, scrofuleux, scorbutique, etc.

La nature du rhumatisme est toujours la même, mais cette maladie peut être modifiée dans sa marche par une autre affection.

3° *Des inflammations chroniques des articulations*. De même que les virus ont une tendance à se porter sur une articulation déjà frappée de rhumatisme, de même, aussi, il arrive que, lorsqu'une articulation est déjà sous le coup d'un travail inflammatoire, la fluxion rhumatismale tend à s'y fixer.

Ainsi, par exemple, lorsqu'il existe, à la suite d'une entorse, une arthrite chronique dans une articulation; que cette arthrite se révèle par les symptômes propres aux phlegmasies de cette nature, ou que l'inflammation soit à l'état latent, il arrive, très souvent, que, pendant bien des années après l'accident qui a donné lieu à l'entorse, l'articulation est le siége d'une douleur plus ou moins forte lorsque l'atmosphère se charge d'humidité. C'est un fait qui a été observé par tous les médecins. Cela tient évidemment à ce que la fluxion rhumatismale se porte de préférence sur des tissus séreux déjà irrités, c'est-à-dire, ceux vers lesquels un *stimulus* l'entraîne.

Il arrive, dans ce cas, ce qui se produit chez les individus atteints de bronchite chronique, ce qui se produit aussi quelquefois, comme nous l'avons dit plus haut, chez les femmes atteintes de métrite et qui souffrent davantage quand le temps devient humide.

4°. *Des répétitions fréquentes du rhumatisme articulaire aigu.* — Les répétitions trop fréquentes du rhumatisme articulaire aigu sur les articulations, finissent par produire, dans les tissus séreux et cellulo-séreux péri et intra-articulaires des désordres qui restent. De telle sorte que, même lorsque les malades ne souffrent pas, les tissus dont je viens de parler, peuvent être le siége d'une irritation permanente, quoique latente. Dans ces conditions, lorsque l'atmosphère est chargée d'humidité, et que les fonctions de la peau se ralentissent, le mouvement fluxionnaire rhumatismal se porte de préférence sur les articulations où il est appelé par une irritation permanente des tissus.

5° *Du rhumatisme mono-articulaire.* — Le rhumatisme mono-articulaire passe souvent à l'état chronique, parce que l'évolution de la maladie s'y faisant complètement, comme dans la pleurésie, et la péricardite, par exemple, la synoviale souffre beaucoup. Il en résulte ordinairement, pour elle, une certaine altération de tissu, qui ne lui permet plus, d'absorber les liquides séro-fibrineux qui ont été exhalés en plus ou moins grande quantité. Dans ces cas, l'épanchement, dans la synoviale, d'une synovie altérée peut persister, quelquefois, pendant plusieurs années.

6° *De la suppression de la transpiration habituelle des pieds.* — Une cause de la chronicité du rhumatisme, cause beaucoup plus fréquente qu'on ne le croit généralement, est la suppression de la transpiration habituelle des pieds.

Puisque la suppression ou le ralentissement momentané de la transpiration générale peut entraîner un rhumatisme aigu et passager, il n'est pas étonnant que la suppression de la transpiration des pieds amène un rhumatisme chronique, parce que, dans ce cas, la cause du rhumatisme est permanente.

7° *De la goutte.* — Lorsque, chez un goutteux, il se produit un rhumatisme articulaire aigu ambulant, ce rhumatisme, pendant qu'il est à l'état aigu, ne peut être confondu avec la goutte. Ses allures sont, en général, trop bien caractérisées pour permettre cette confusion. Mais il n'en n'est pas ainsi lorsque, chez un goutteux, le rhumatisme passe à l'état chronique ; il peut arriver alors, il arrive même souvent que les rapports intimes qui relient le rhumatisme et la goutte ne permettent pas de distinguer, dans chaque articulation, ce qui appartient à l'une et à l'autre des deux maladies ; pas plus qu'il n'était facile, chez le malade dont j'ai cité l'observation plus haut, de distinguer ce qui appartenait au rhumatisme, et ce qui était du fait de la syphilis. Il n'en est pas moins vrai, cependant, que les deux affections ne dérivent pas des mêmes causes, et ne sont pas de même nature.

Le rhumatisme et la goutte se combinent si bien qu'on a été obligé, pour s'entendre, de désigner leur combinaison sous le nom de rhumatisme goutteux : mais les deux maladies, quoique n'étant pas distinctes, n'en existent pas moins chez le même individu. Je comparerai ce qui se passe dans cette circonstance, au mélange de deux liquides, de l'eau et du vin, par exemple. Dans ce mélange vous avez l'un et l'autre de ces liquides sans pouvoir séparer l'un de l'autre ; comme, dans le rhumatisme goutteux, vous avez le rhumatisme et la goutte sans pouvoir distinguer l'un de l'autre, quoique ces deux maladies diffèrent.

Bien que ce ne soit pas l'avis de tous, comme nous allons le voir, je ne vais pas faire le diagnostic différentiel complet de la goutte et du rhumatisme, ce serait répéter ce que tant d'autres ont déjà dit.

Ressuscitant, en ce qu'elles ont de soutenable, les doctrines de Paracelse et de quelques médecins de l'antiquité, plusieurs auteurs modernes ont soutenu la doctrine de l'identité. Parmi ces derniers, il en est deux, très éminents, qui l'ont surtout appuyée.

M. Pidoux considère le rhumatisme et la goutte, non pas comme deux maladies identiques, mais comme deux affections congénères, issues d'un tronc commun, qu'il désigne sous le nom d'arthritisme.

M. Bazin appelle arthritis « une maladie cons-
» titutionnelle, non contagieuse, caractérisée par
» la tendance à la formation d'un produit mor-
» bide (le tophus), et par des affections variées
» de la peau (arthritides), de l'appareil locomo-
» teur et des viscères, qui se terminent généra-
» lement par résolution. (1) »

Les Paracelsistes attribuaient l'arthritis à la présence dans le sang d'un sel qu'ils appelaient tartareux, tandis que les caractères anatomiques de l'arthritisme sont l'excès d'acide urique dans le sang et le dépôt, dans les tissus, d'urates de

(1) Bazin. *Dictionnaire Encyclopédique des Sciences médicales*; 1re série, t. VI.

chaux et de soude, rarement d'urate d'ammoniaque.

Pour moi, les derniers caractères anatomiques dont je viens de parler appartiennent exclusivement à la goutte, et nullement au rhumatisme.

Quant aux arthritides de M. Bazin, je ne les admets pas. Je ne crois pas à des déterminations morbides qui seraient provoquées du côté de la peau par une diathèse arthritique.

Il est bien vrai que, dans le cours d'un rhumatisme articulaire aigu, il se produit, quelquefois de l'urticaire ou de l'érythème noueux. Sans rechercher les causes de cette coïncidence, on peut cependant se demander s'il est bien vrai que ces éruptions soient des manifestations rhumatismales ; pour ma part, je trouve qu'il est bien plus rationnel de penser qu'elles sont, ainsi que les exanthèmes sudoraux, le résultat d'une altération particulière de la sueur.

Mais qu'est-ce qui autorise à rattacher à l'arthritis toutes les autres maladies chroniques de la peau, qui peuvent se produire chez les gens atteints de rhumatisme goutteux ?

Le rhumatisme résulte, exclusivement, de l'action du froid qui, troublant les fonctions de la peau, détermine un mouvement fluxionnaire séreux.

La goutte est due, en général, à des infractions aux règles de l'hygiène, telles que les excès de table, l'abus du vin vieux, et le défaut d'exercice.

N'est-il pas rationnel d'admettre que les excès de table et la mauvaise hygiène qui ont provoqué la goutte, ont pu également développer chez les mêmes individus le vice dartreux, sans considérer les manifestations herpétiques comme un des symptômes de l'arthritis ? C'est-là mon opinion qui me paraît, d'ailleurs, très fondée. Je fais jouer à l'herpétisme un rôle tout-à-fait différent. Je vais m'expliquer à ce sujet.

8° *De l'herpétisme.* — D'abord, qu'est-ce que l'herpétisme? Ce mot ne désigne pas un état morbide bien défini. L'herpétisme, selon moi, est une altération constitutionnelle qui a une tendance à se traduire par des dermatoses, mais qui peut être la conséquence d'une foule d'états pathologiques ou d'infractions diverses aux règles de l'hygiène. Ainsi la syphilis, la scrofule, peuvent, après bien des années, dégénérer, et se traduire par des maladies de la peau dans lesquelles on ne reconnaît plus la syphilis et la scrofule. Des parents syphilitiques ou scrofuleux pourront ne transmettre à leurs enfants que de l'herpétisme ; l'absorption par l'économie de principes septiques peut développer le vice herpétique ; les chagrins, les grandes émotions, amènent des troubles nutritifs qui altèrent le sang ; il en est de même des aliments de mauvaise qualité et de l'abus des viandes ou des poissons salés ; la misère et les excès altèrent, eux-mêmes, le sang et sont une cause fréquente d'herpétisme, etc.

Quand, chez un individu atteint de rhumatisme chronique, il s'est produit des manifestations herpétiques, soit avant le développement des localisations articulaires, soit après, je suis persuadé que l'herpétisme n'est jamais un des effets de l'affection rhumatismale, mais qu'il peut être, au contraire, la cause de la chronicité du rhumatisme : et cela toujours par les mêmes raisons que j'ai signalées plus haut, c'est-à-dire, que les virus et certains principes morbides ont une tendance à se porter sur un tissu déjà frappé d'inflammation.

Ce qui me porte à regarder comme exact ce qui précède, c'est que, tous les jours, nous voyons la grande tendance des maladies herpétiques à se fixer sur les muqueuses et les séreuses. On sait, en effet, que l'herpétisme est la grande cause des catarrhes pulmonaires chroniques. Que d'enfants meurent de répercussions herpétiques sur les méninges !

J'ai connu, il y a dix ans environ, un employé des chemins de fer, chez lequel la démence alternait avec un psoriasis du bras gauche. L'herpétisme, dans ce cas, se portait donc alternativement des méninges cérébrales au bras gauche. On sait, en effet, que, très fréquemment, la démence paralytique est le résultat d'une méningite chronique.

Actuellement, je donne des soins à une femme, chez laquelle une dyspepsie et une névrose, alternent avec un pityriasis de la face, des bras et d'une partie du thorax.

Je pourrais fournir des exemples bien nombreux de ces répercussions, mais cette étude n'appartient pas au sujet que je traite.

Or, si certaines muqueuses et certaines séreuses peuvent évidemment être le siége de métastases herpétiques ; pourquoi les tissus séreux des articulations en seraient-ils exempts ?

Pour donner plus de poids à ce que je soutiens, je vais invoquer l'autorité d'un grand observateur. Voici deux de ses observations :

« M. Guéneau de Mussy a vu une éruption li-

» chénoïde de l'avant-bras et de la main alterner
» avec un rhumatisme articulaire très opiniâtre à
» forme subaiguë. La sensibilité de la peau af-
» fectée était portée à un tel degré, qu'on ne
» pouvait la toucher, sans arracher des cris à la
» malade. Une autre fois, il a vu une arthrite
» passer à l'état chronique, en dépit de toutes les
» médications, chez une jeune fille, récemment
» guérie, par l'usage des eaux sulfureuses et des
» topiques mercuriaux, d'un eczéma de la face
» qui durait depuis plusieurs années. (1) »

Non-seulement l'herpétisme peut amener la chronicité du rhumatisme, en se fixant sur une articulation qui est déjà le siége d'une localisation rhumatismale, mais je crois aussi aux répercussions herpétiques sur les tissus séreux des articulations saines, répercussions qui déterminent des maladies articulaires simulant le rhumatisme chronique. Je vais, pour exemple, citer, entre autres observations que je pourrais produire, celle qui suit :

Une dame de soixante ans était atteinte à la jambe gauche, depuis une dizaine d'années, d'un eczéma impétigineux fournissant chaque jour une

(1) Guéneau de Mussy. *Traité de l'angine glanduleuse*. Introduction. Paris 1857.

certaine quantité de liquide séro-purulent. Cette dame n'avait jamais été atteinte de rhumatisme, ni de goutte; elle ne se rappelle pas avoir entendu parler de ces deux affections dans sa famille, ni chez ses ascendants, ni chez ses collatéraux; seulement, la plus grande partie des membres de sa famille furent, vers l'âge de cinquante à soixante ans, atteints de maladies de la peau; son père, entre autres, eut, pendant toute sa vieillesse, un ulcère à la jambe; un de ses frères fut également atteint, vers l'âge de cinquante ans, d'une maladie chronique de la peau qui avait envahi une partie de la face. (On voit donc la prédisposition des membres de cette famille à l'herpétisme). Il y a trois ans, à la suite d'un traitement externe, qui lui fut conseillé par une de ses amies, ma malade réussit à faire disparaître son affection de la peau; et un mois après, elle fut prise, dans les petites articulations des mains, de douleurs articulaires, présentant la forme du rhumatisme chronique. Quelques mois plus tard, les articulations se déformaient, et un an après elle perdait l'usage de ses mains, de ses pieds et de l'articulation du genou gauche. Les autres articulations, jusqu'à ce jour, ont été à peine frappées. A la famille je dis qu'il s'agit d'un rhumatisme noueux ; mais est-il bien vrai que l'élément rhumatismal ait joué un rôle quelconque chez la malade qui fait le sujet de cette observation ? Rien ne le prouve; jamais elle n'avait été atteinte de rhumatisme articulaire aigu ; elle habite un appartement très sain, et elle affirme ne pas s'être exposée au froid.

Ne pourrait-on pas admettre que l'affection articulaire n'a été que le résultat d'une répercussion herpétique, et que l'excrétion abondante qui se faisait par sa jambe depuis un grand nombre d'années, ayant été intempestivement arrêtée, la nature continuant son effort éliminatoire, l'a porté sur les tissus séreux péri et intra-articulaires, et n'aurions-nous pas eu là, au lieu d'un mouvement fluxionnaire rhumatismal, un mouvement fluxionnaire d'une autre nature ; de la nature de l'écoulement qui se faisait par les jambes ? Je n'affirme rien, mais la chose me paraît bien probable.

Quoiqu'il en soit, dans ce cas, je reste convaincu que l'herpétisme peut, non-seulement se fixer sur une articulation déjà atteinte de rhumatisme, et par là amener sa chronicité, mais encore se localiser, même lorsqu'il n'y existe rien de rhumatismal, sur les tissus séreux intra ou péri-articulaires.

Beaucoup de déterminations morbides qui affectent les articulations sont dues à des causes générales, telles que l'herpétisme. Aussi, que d'affections articulaires confondues sous le nom de rhumatisme, et qui n'ont de rhumatismal que les apparences !

L'étude des maladies des articulations est très peu avancée. Je crois que la répulsion des médecins de notre époque pour les métastases en est une des causes. On est tellement habitué à nier ce qui ne tombe pas sous les sens ! Si la peau était cachée à nos regards, faudrait-il appeler dermite, par exemple, toutes les maladies inflammatoires qui se fixeraient sur elle, et n'y aurait-il plus de distinction à établir, entre les affections dartreuses, les furoncles, le charbon, etc., etc.?

Je me résume et je dis que l'herpétisme ne peut, en aucun cas, être une des manifestations de ce qu'on est convenu d'appeler arthritisme, mais, au contraire, peut, non-seulement être la cause de la chronicité du rhumatisme, mais encore en se répercutant sur les tissus séreux des articulations, y déterminer des arthrites, qui n'ont de commun avec le rhumatisme, que le siége et les apparences. Parmi ces arthrites le plus souvent dues à ces répercussions herpétiques, je place la polyarthrite noueuse.

Bien que je ne considère pas cette maladie comme une des formes de l'affection rhumatismale, je crois devoir en dire quelques mots, parce que, contrairement à ce que j'admets, la presque totalité des auteurs la considèrent comme ayant une origine commune avec le rhumatisme, puisqu'elle est généralement appelée rhumatisme noueux.

Polyarthrite noueuse.

Synonymie. — Rhumatisme noueux; rhumatisme osseux; rhumatisme des pauvres; goutte asthénique; arthrite rhumatoïde, etc.

Je préfère, à toutes les autres, la dénomination de polyarthrite noueuse; parce qu'elle ne fait rien préjuger de la nature de la maladie.

Bien que la plupart des auteurs modernes regardent cette maladie comme une des formes de l'affection rhumatismale, ou de la diathèse arthritique, je ne suis pas, pour ma part, disposé, je le répète, à partager leur manière de voir; parce que je ne vois rien ou presque rien dans l'étiologie, la symptomatologie et l'anatomie pathologique de la polyarthrite noueuse qui ait quelque rapport avec l'étiologie, la symptomatologie et l'anatomie pathologique du rhumatisme.

On a bien constaté, il est vrai, dans des cas très rares, des lésions organiques du cœur, coïncidant avec une polyarthrite noueuse.

Si ces lésions organiques étaient fréquentes dans le cours de la maladie dont nous nous occupons, il serait rationnel de les considérer comme une des manifestations de cette maladie; mais c'est, précisément, parce qu'elles sont rares qu'on doit les regarder comme accidentelles et indépendantes de la maladie articulaire, sachant surtout que les lésions organiques du cœur sont très fréquentes aujourd'hui.

Voici ce qui distingue le rhumatisme articulaire chronique de la polyarthrite noueuse.

L'homme est plus exposé au rhumatisme que la femme : la femme est plus sujette à l'arthrite noueuse que l'homme.

Le rhumatisme se développe surtout chez les gens robustes; l'arthrite noueuse se produit particulièrement chez les femmes affaiblies et les hommes épuisés par les excès.

La cause occasionnelle unique du rhumatisme

est le froid : la cause occasionnelle de l'arthrite noueuse n'est pas absolument connue, mais le froid ne paraît pas directement la provoquer, comme il provoque le rhumatisme.

Le rhumatisme, à moins de complications, n'affecte jamais les os : dans l'arthrite noueuse les os sont presque constamment altérés.

Le rhumatisme résulte d'un mouvement fluxionnaire séreux, et, par conséquent, les tissus séreux et cellulo-séreux affectés exhalent un liquide séro-fibrineux plus ou moins abondant. Dans la polyarthrite noueuse, au contraire, bien loin qu'il se produise un mouvement fluxionnaire séreux, l'exhalation des tissus affectés est tellement diminuée que la sécheresse de la jointure caractérise cette arthrite à laquelle on a pu donner le nom d'arthrite sèche.

Ce fait d'observation, il me semble, ne peut laisser dans l'esprit aucun doute sur la différence de nature des deux maladies, car il ne peut pas exister de rhumatisme sans un mouvement fluxionnaire séreux et sans hyperexhalation séreuse. L'absence de mouvement fluxionnaire séreux dans l'arthrite noueuse indique donc que cette maladie ne doit pas être placée dans le cadre nosologique à côté du rhumatisme.

Dans le rhumatisme, le mouvement fluxionnaire se porte de préférence sur les articulations en raison directe de la quantité de tissus séreux et cellulo-séreux qui entrent dans leur constitution, tandis que dans la polyarthrite noueuse, le processus morbide se porte de préférence sur les petites articulations.

Dans le rhumatisme, le mouvement fluxionnaire se fixe indifféremment sur les articulations de droite ou de gauche : dans la polyarthrite noueuse, au contraire, le processus morbide est bilatéral et symétrique, au moins dans la grande majorité des cas.

Pour compléter ma pensée, bien que la polyarthrite noueuse ne soit pas, je le répète, une des formes de l'affection rhumatismale, je vais dire quelques mots de l'étiologie, de la genèse et de l'anatomie pathologique de cette maladie.

Trousseau prétend qu'elle est due à une altération constitutionnelle. Je le crois, comme lui, et je vais en donner les raisons.

Il peut se faire que le rhumatisme, agissant comme cause provocatrice, donne lieu à une polyarthrite noueuse, chez un sujet qui est sous le coup d'une altération constitutionnelle particulière dont nous allons parler, de même que le rhumatisme peut devenir une tumeur blanche sous l'influence de la scrofule, comme une entorse peut devenir une tumeur blanche chez un scrofuleux. Dans ces divers cas, lorsque la polyarthrite noueuse et la tumeur blanche sont bien caractérisées, il ne saurait plus être question de rhumatisme et d'entorse. L'élément rhumatismal et l'arthrite simple provoquée par l'entorse ne jouent plus le moindre rôle dans ces maladies, de telle sorte qu'on n'a plus affaire qu'à une polyarthrite noueuse et à une tumeur blanche, maladies qui ne se seraient certainement pas développées sans la cause réelle qui leur a donné lieu, c'est-à-dire sans l'altération constitutionnelle particulière à chacune d'elles.

Si, quelquefois, il est arrivé qu'on a pu constater au début d'une polyarthrite noueuse quelques manifestations rhumatismales, il est certain que, dans la grande majorité des cas, il n'en a pas été ainsi. On est donc autorisé à dire qu'une altération constitutionnelle particulière est la vraie cause efficiente de la maladie dont nous nous occupons.

Quelle est cette altération constitutionnelle ? Dans l'état actuel de la science, il serait difficile d'affirmer : cependant, je ne crois pas m'éloigner beaucoup de la vérité en disant que, le plus ordinairement, sinon toujours, la polyarthrite noueuse résulte du vice herpétique uni à la débilité constitutionnelle et à certaines conditions d'âge.

J'ai trouvé dans les antécédents de tous les malades que j'ai eu à traiter pour une polyarthrite noueuse le vice herpétique ; j'ai même vu, témoin l'observation que j'ai rapportée plus haut, cette maladie articulaire succéder, après peu de jours, à la guérison intempestive d'une manifestation herpétique.

M. Bazin, bien qu'il les considère comme un effet et non comme une cause, a observé ce qu'il appelle des arthritides dans la grande majorité des cas de polyarthrite noueuse.

Garrod aussi a très fréquemment rencontré le psoriosis, le prurigo ou l'eczéma dans les antécédents de ses malades. Il a même observé, quelquefois, que les manifestations herpétiques alternaient avec les exacerbations locales. Ces faits, et tant d'autres que je pourrais citer, prouvent suffisamment, non-seulement que le vice herpétique se rencontre chez la presque totalité des malades atteints de polyarthrite noueuse, mais encore qu'il existe une liaison intime entre ces deux états morbides.

En voici d'autres preuves : une des plus importantes est celle tirée des caractères de l'inflammation des tissus affectés. Dans l'arthrite traumatique il y a suppuration ou au moins tendance à la suppuration ; dans le rhumatisme c'est une hyperexhalation ; séreuse dans la polyarthrite noueuse, c'est la sécheresse des tissus emflammés ; par conséquent, pas d'hyperexhalation, pas de tendance à la suppuration : les caractères de cette inflammation ne ressemblent-ils pas à ceux des inflammations qui affectent la peau dans certaines dermatoses ? et ces ressemblances n'indiquent-elles pas une analogie de nature ? C'est-ce qui me paraît très vraisemblable. Nous allons en dire quelques mots plus loin.

Une seconde preuve est la suivante :

Les dermatoses, on le sait, se localisent souvent d'une façon symétrique sur le tégument externe. Pour quelques-unes d'entre elles, c'est l'ordinaire, mais aucune n'échappe absolument à cette tendance ; aussi, je dirai avec M. Testut, de Bordeaux : « Le zona, le zona lui-même, auquel » la plupart des auteurs assignent comme carac-

» téristique clinique, l'unilatéralité, ne fait pas ex-
» ception à la loi de symétrie, et nous avons pu
» rapporter, dans ce mémoire, de nombreuses
» observations de zona bilatéral et symétri-
» que (1). »

Dans la polyarthrite noueuse, il en est ainsi; le processus morbide est, dans la grande majorité des cas, bilatéral et symétrique, absolument comme dans les maladies de la peau. N'est-ce pas là une nouvelle preuve de la nature herpétique de la polyarthrite noueuse?

Voici une troisième preuve :

La polyarthrite noueuse, comme les dermatoses, est surtout l'apanage de la vieillesse, et comme les dermatoses, aussi, elle est héréditaire.

Ce qui précède prouve suffisamment, il me semble, que l'herpétisme et la polyarthrite noueuse appartiennent au même groupe morbide.

M. Bazin prétend que les manifestations herpétiques chez les arthritiques ne sont que des effets de l'arthritisme, et moi je prétends que la maladie articulaire est une des localisations de l'herpétisme. J'en ai déjà dit quelques mots

(1) TESTUT. *De la symétrie dans les affections de la peau*, page 9.

et fourni quelques preuves. J'ajouterai les suivantes.

Il est bien plus rationnel d'admettre qu'une maladie très fréquente, l'herpétisme, donne lieu à des accidents articulaires rares, la polyarthrite noueuse, que d'admettre l'inverse, c'est-à-dire qu'une maladie rare comme l'arthrite noueuse puisse donner lieu à des manifestations herpétiques. Et encore : on ne peut s'appuyer sur rien de positif pour dire que l'arthritisme est capable de provoquer des manifestations herpétiques, tandis que l'observation indique une foule de circonstances dans lesquelles, évidemment, les dermatoses et toutes les autres éruptions peuvent se fixer sur les muqueuses et les séreuses. La rougeole frappe non-seulement la peau, mais aussi les muqueuses des fosses nasales, de la bouche, du pharynx, des bronches et quelquefois de tout le tube intestinal. L'éruption scarlatineuse se fixe non-seulement sur la peau, mais aussi sur les muqueuses buccale et pharyngienne. Dans la variole on constate, souvent aussi, sur la muqueuse de la bouche et du pharynx, des pustules absolument semblables à celles qui recouvrent la peau. L'herpétisme donne lieu à des bronchites chroniques, à des cystites chroniques, et nous voyons, très fréquemment, dans la pratique, des maladies de la peau alterner avec des maladies des muqueuses et des séreuses. Je pourrais fournir de bien nombreux exemples de ce qui précède, mais ce serait m'écarter du sujet que je traite. Je suis donc autorisé à dire que l'observation est toute en faveur des idées que je soutiens.

Enfin, j'invoque, pour prouver la nature herpétique, au moins dans la plupart des cas de la polyarthrite noueuse, les effets du traitement arsenical. On sait que Gueneau de Mussy et Trousseau ont employé l'arsenic dans le traitement de cette maladie. Mon beau-frère le docteur Péry, bibliothécaire de la Faculté de médecine de Bordeaux, m'a raconté qu'il avait guéri une polyarthrite noueuse peu ancienne, à l'aide de l'arsenic à l'intérieur et des bains arsenicaux. Et j'ajoute que ce traitement est celui qui paraît réussir le mieux dans la maladie dont nous nous occupons. Or, on sait que l'arsenic est le principal moyen curatif des maladies de la peau et plus particulièrement du psoriasis. Ce fait n'indique-t-il pas l'analogie de nature de l'herpétisme et de l'arthrite noueuse?

Non-seulement, comme je viens de le dire, la polyarthrite noueuse me paraît, dans la grande majorité des cas, provoquée par une répercussion herpétique sur les tissus séreux et cellulo-séreux des articulations, mais il faut, pour qu'elle se développe, que l'organisme se trouve dans certaines conditions particulières qui favorisent les accidents atrophiques dont nous allons parler. Ces conditions particulières sont: une débilité innée ou acquise par la misère, la malpropreté, les excès et la vieillesse.

Voici, selon moi, ce qui se passe dans une articulation lorsqu'elle est affectée de polyarthrite noueuse.

Les accidents inflammatoires dans une articulation atteinte de cette maladie me paraissent présenter les plus grands rapports avec les inflammations de la peau qui accompagnent certaines dermatoses et plus particulièrement le psoriasis inveterata.

L'arthrite noueuse et le psoriasis se rencontrent souvent ensemble.

Le psoriasis et l'arthrite noueuse se développent, ordinairement, chez les vieillards et chez les individus affaiblis par la misère et la malpropreté, ou adonnés aux excès de tout genre : par conséquent, à ce point de vue, l'étiologie est la même dans les deux cas.

Dans le psoriasis, l'inflammation de la peau ne s'accompagne d'aucun exsudat ni de suppuration, elle est sèche; comme dans l'arthrite noueuse, les tissus affectés ne produisent ni pus, ni hyperexhalation, mais, au contraire, sont frappés d'une siccité remarquable.

Dans le psoriasis, la peau s'épaissit, durcit, s'hypertrophie et le tissu sous-cutané, lui-même, participant au travail inflammatoire, devient plus dense. De même, dans la polyarthrite noueuse, les tissus mous s'indurent et le tissu cellulaire qui double la synoviale peut, quelquefois, atteindre un développement considérable.

Dans le psoriasis, la peau, qui semble altérée jusque dans ses couches les plus profondes, est rouge, très souvent enflammée et devient rugueuse; comme dans la polyarthrite noueuse, les parties molles sont le siége d'une vascularisation plus grande ; la synoviale elle-même est injectée, épaissie, dépolie, végétante.

Dans le psoriasis, la peau fendillée en tous sens est recouverte d'une véritable farine qui remplit les interstices formés par de nombreux sillons ; de même, dans la polyarthrite noueuse, les couches les plus superficielles du cartilage subissent la dissociation vélvétique.

Dans le psoriasis, les ongles jaunissent, se fêlent, tombent et ne sont remplacés que par des incrustations écailleuses et informes ; comme dans la polyarthrite noueuse, les cartilages érodés, détruits, disparaissent pour faire place à quelques ostéophytes.

Ces rapprochements, entre ces deux états pathologiques, me paraissent frappants, et concourent à prouver qu'au moins dans la grande majorité des cas, la polyarthrite noueuse est de nature herpétique.

Quel est l'ordre d'évolution des différents phénomènes pathologiques qui constituent les localisations articulaires de la polyarthrite noueuse?

Il existe, selon moi, deux périodes : la période hypertrophique ou inflammatoire et la période atrophique.

1° Période hypertrophique ou inflammatoire. — Les tissus mous péri et intra-articulaires sont primitivement affectés. Voici ce qui arrive : La synoviale est le siége d'un travail phlegmasique très évident, mais l'injection vasculaire occupe surtout les franges de cette séreuse. Celle-ci épaissie, dépolie, végétante, doublée de dépôts plastiques, envoie, par suite d'une prolifération cellulaire trop active, des prolongements celluleux vers la cavité articulaire et vers les parties extérieures. De même aussi, le tissu cellulaire qui double la synoviale peut, quelquefois, atteindre un développement considérable.

Ces altérations primitives de la synoviale, qui consistent surtout dans une exagération de nutrition, amènent des troubles dans les tissus voisins. Ces troubles sont les suivants :

Le cartilage recouvert par la synoviale enflammée, recevant tous les matériaux nutritifs de cette synoviale, participe, on le comprend, aux troubles de nutrition qui se produisent dans cette séreuse. Il en résulte que la prolifération cellulaire de la synoviale s'étend au cartilage et amène dans celui-ci la formation de capsules secondaires.

Nous avons dit que les franges de la synoviale étaient surtout le siége d'une vascularisation intense. (On sait qu'il existe à l'état normal, dans ces appendices synoviaux, des cellules de cartilage). Sous l'influence du travail inflammatoire, ces cellules deviennent plus nombreuses, puis finissent par former un vrai cartilage qui, plus tard, peut s'ossifier et concourir à la déformation de l'articulation.

Nous avons dit aussi que la synoviale enflammée envoyait des prolongements celluleux vers la cavité articulaire et vers les parties extérieures; ces prolongements celluleux prennent bien vite l'aspect cellulo-fibreux et concourent à amener, plus tard, l'ankylose.

Les mêmes altérations qui se produisent dans la synoviale se produisent aussi dans les tissus mous, séreux et cellulo-séreux péri-articulaires, c'est-à-dire vascularisation, inflammation et prolifération cellulaire ; il en résulte que, non-seulement, ces tissus, en s'hypertrophiant, ont leur part dans les déformations articulaires, mais encore que le travail inflammatoire dont ils sont le siége peut s'étendre et provoquer dans les tissus voisins des altérations dont nous allons dire quelques mots :

Le tissu lamineux interposé entre les éléments fibreux des ligaments, participant au travail inflammatoire, il s'y produit également une prolifération cellulaire qui augmente son volume et, par conséquent, celui des ligaments.

Les couches les plus superficielles des épiphyses qui se trouvent en contact avec les tissus mous péri-articulaires subissent des altérations de nutrition. L'inflammation de ces tissus gagne l'os, et une ostéite végétante donne lieu aux ostéophytes.

Si l'inflammation atteint les synoviales tendineuses, il s'y produit ce qui arrive dans la synoviale articulaire, c'est-à-dire des prolongements celluleux qui peuvent devenir fibreux et amener des adhérences qui immobilisent les tendons dans leurs gaînes.

2° *Période atrophique.* — Quand la prolifération cellulaire a entraîné non-seulement l'épaississement de la synoviale et du tissu cellulaire qui la double, mais encore une altération profonde de ces tissus, altération qui se traduit par une espèce d'induration scléreuse, les capillaires qui les traversent sont comprimés. Cette compression peut être tellement forte, et la circulation tellement interrompue dans ces capillaires, que les cartilages ne recevant plus par les vaisseaux sanguins de la synoviale les matériaux nécessaires à leur nutrition, subissent l'altération velvétique, s'érodent et se détruisent par atrophie.

Ces troubles nutritifs du cartilage arrivent d'autant plus facilement que la maladie, on le sait, se développe chez les gens affaiblis par la misère et la malpropreté, ou usés par les excès, ou bien encore chez les vieillards, chez qui, comme le dit M. Charcot, les altérations anatomiques des organes et des tissus peuvent se résumer toutes en un seul mot : *atrophie*.

Les tissus séreux et cellulo-séreux péri-articulaires subissant, dans la polyarthrite noueuse, les mêmes altérations que la synoviale, il en résulte des altérations anatomiques diverses dans les tissus qui se trouvent dans le voisinage de ces tissus séreux et cellulo-séreux altérés. Ainsi, le tissu spongieux des épiphyses est raréfié, il présente de larges mailles remplies de graisse et le scalpel le coupe facilement. Ces troubles nutritifs peuvent très bien s'expliquer ; et, en effet, il arrive dans ce cas ce qui se produit dans l'atrophie du cartilage. Quand les tissus séreux et cellulo-séreux péri-articulaires ont subi la transformation scléreuse, le mouvement circulatoire, par la compression des capillaires, s'y interrompt plus ou moins ; or, comme les vaisseaux sanguins qui arrivent au tissu spongieux des épiphyses viennent directement de ces tissus séreux et cellulo-séreux altérés, il en résulte que ces vaisseaux étant comprimés ou étant altérés eux-mêmes, ne peuvent plus porter au tissu spongieux des épiphyses les matériaux nécessaires à sa nutrition : de là son atrophie.

S'il s'agit du tissu fibreux des ligaments, il peut arriver que le travail inflammatoire, après s'être étendu au tissu lamineux interposé entre les éléments fibreux, et après avoir amené une prolifération cellulaire, donne lieu à des rétractions, en provoquant des troubles nutritifs dans l'élément fibreux lui-même. Pour mieux établir ce qui précède, je crois devoir reproduire de nouveau une citation que j'ai déjà empruntée à M. Hénocque :

« La nutrition, dit M. Hénocque, n'est pas » assez active dans les ligaments pour que l'on » y observe des lésions primitives ; mais en » dehors du rhumatisme, il est rare que les » ligaments périphériques ou intra-articulaires » ne participent pas aux troubles des diverses » parties des articulations.

» Les ligaments peuvent être le siége d'in- » flammations aiguës et l'on y observe, au début, » comme l'ont montré les expérimentations, de » la vascularisation surtout à la surface et vers

» les points d'insertion, là où les vaisseaux » existent normalement. *La présence du tissu » lamineux interstitiel fait comprendre le » développement de l'inflammation là comme » dans les autres organes;* mais bientôt l'infil- » tration séro-gélatineuse envahit tout le tissu, » et porte non-seulement sur le tissu cellu- » laire, mais sur les fibres lamineuses des fais- » ceaux fibreux qui se gonflent et perdent leur » aspect nacré; tout le ligament semble trans- » formé en une masse molle, translucide, lar- » dacée dans laquelle on reconnaît une proli- » fération cellulaire et des leucocytes abondants. » Il est difficile de distinguer les fibres lami- » neuses minces et effilées appartenant aux » faisceaux fibreux qui semblent dissociés. A » cette période la résolution peut se faire, mais » s'accompagne de production d'un tissu lami- » neux abondant qui plus tard peut donner lieu » à des rétractions dont la conséquence est la » raideur articulaire.....

» Dans les inflammations à marche chronique, » on observe des phénomènes analogues et la » transformation lardacée persiste pendant long- » temps; les ligaments ainsi modifiés se soudent » avec les tissus fibreux péri-articulaires, et for-

» ment une masse dans laquelle on ne sépare » plus les faisceaux des ligaments. Lorsque » l'inflammation est de longue durée, la produc- » tion d'un nouveau tissu lamineux, ayant des » propriétés analogues au tissu cicatriciel, cons- » titue des obstacles sérieux au rétablissement » de l'articulation (1). » Ainsi, pour M. Hénocque, il n'y a pas de lésion primitive des ligaments ; c'est le tissu lamineux interstitiel qui est primitivement affecté, et c'est sous l'influence de l'inflammation de ce tissu lamineux que le tissu fibreux s'altère et peut donner lieu à des rétractions auxquelles sont dues en partie les déformations des articulations dans la polyarthrite noueuse.

Quand le processus morbide se porte sur les synoviales tendineuses, celles-ci, non seulement envoient des prolongements cellulaires qui peuvent entraîner des adhérences entre les tendons et leurs gaînes, mais encore communiquent le travail inflammatoire dont elles sont atteintes au tissu lamineux interposé entre les faisceaux fibreux des tendons et entre les fibres musculaires. Ce tissu lamineux peut être assez fortement affecté pour subir la transformation sclé-

(1) Hénocque. — *Dictionnaire encyclopédique des sciences médicales.* — Article ligaments. — 2e série, T. II, p. 564.

reuse de laquelle, ainsi que nous l'avons expliqué quand il s'est agi de l'atrophie musculaire, résulte souvent l'atrophie des tendons et des muscles voisins de l'articulation atteinte d'arthrite noueuse.

Je me résume en disant que le rhumatisme devrait guérir comme toute autre affection aiguë, et que, lorsqu'il passe à l'état chronique, c'est le fait de causes permanentes dont j'ai cité les principales. J'ai dit que je ne crois pas à l'arthritisme, mais à des affections de nature différente dont la symptomatologie, propre à chacune d'elles, est difficile à saisir lorsqu'elles se trouvent réunies. J'ai dit aussi que l'herpétisme était la cause sinon unique, au moins la plus ordinaire de la polyarthrite noueuse, et que cette affection n'avait de rhumatismal que les apparences. J'ai dit, enfin, que les altérations des tissus fibreux et cartilagineux, dans la polyarthrite noueuse, ne sont que des lésions de nutrition consécutives à l'inflammation des tissus : cellulaire, séreux ou cellulo-séreux péri ou intra-articulaires.

HUITIÈME PARTIE

LE RHUMATISME EST-IL UNE DIATHÈSE?

Il est difficile de répondre à la question que je pose, parce qu'on n'est pas d'accord sur la signification de ce mot. Il est, en effet, si vague, qu'en consultant les diverses classifications des pathologistes, vous trouvez une variété infinie d'opinions, depuis celles qui n'admettent pas de diathèse, jusqu'à celles qui regardent presque toutes les affections comme diathésiques.

Selon moi, une diathèse est une maladie *totius substantiæ*, un état morbide général persistant, qui, quoique souvent à l'état latent, peut se localiser, précisément parce que c'est une maladie *totius substantiæ* dans tous ou presque tous les tissus de l'organisme.

Toute l'économie est si intimément modifiée par le principe diathésique qu'elle prend tous les caractères d'un tempérament pathologique.

Je considère donc comme diathésiques les seules affections suivantes : la scrofule, la syphilis, la tuberculose et le cancer, parce que ces quatre affections présentent tous les caractères que je viens de signaler et surtout parce qu'elles peuvent se localiser dans tous ou presque tous les tissus, depuis les os jusqu'à la peau.

Le cancer, on le sait, peut se manifester dans toutes les régions du corps et dans les os eux-mêmes.

La scrofule, la tuberculose et la syphilis, non-seulement peuvent se localiser dans presque tous les tissus de l'organisme, mais encore sont les seules affections qui, sans conteste, peuvent donner lieu à des caries spontanées.

Contrairement à ce que j'avance, le célèbre Nélaton signale le rhumatisme, la goutte, l'herpétisme comme pouvant provoquer la carie. Quelle que soit l'autorité de l'éminent professeur, je ne puis y croire.

Quand le rhumatisme est suivi d'une carie, c'est qu'il s'est développé chez un sujet scrofuleux, tuberculeux ou syphilitique, et que la carie a eu pour cause réelle l'une de ces trois diathèses.

Si la goutte amène une carie osseuse, il est à peu près certain que, vu l'âge, on a affaire, le plus ordinairement, à un sujet syphilitique, et que la syphilis est la vraie cause de la carie.

Si quelquefois l'herpétisme a paru provoquer une carie spontanée, c'est qu'il s'agissait plutôt de syphilides ou de scrofulides que d'herpétisme.

L'herpétisme, comme nous l'avons dit lorsqu'il s'est agi de la polyarthrite noueuse, peut donner lieu à des lésions osseuses, mais ces lésions sont des lésions secondaires qui n'ont rien de commun avec la carie spontanée.

Cooper ne reconnaît que trois causes de la carie : la scrofule, la syphilis et le scorbut.

Je répondrai avec J.-L. Petit : « Les lésions » des os n'arrrivent point au scorbut de toutes » les espèces, et, pour l'ordinaire, c'est à celui » qui est compliqué des écrouelles et de la » vérole. »

Pringle, qui nous donne une relation si étendue d'une épidémie de scorbut, qui rapporte tant d'observations, parle de cartilages, de tendons séparés des os, mais ne parle jamais de carie comme pouvant être le résultat du scorbut. On voit bien, il est vrai, quelquefois, chez les scorbutiques, le tissu spongieux des os et le périoste abreuvés d'un sang altéré ; mais cette infiltration n'est que le résultat de la mauvaise constitution du sang, le tissu osseux ne subissant aucune altération.

Les maladies autres que les diathèses, au contraire, précisément parce qu'elles ne sont pas des maladies *totius substantiæ*, se manifestent toujours dans les mêmes organes ou sur les mêmes tissus ; ou bien n'atteignent que des tissus identiques, de même famille anatomique quoique dans des organes divers, ou des organes divers ayant entre eux des analogies de fonctions.

Le rhumatisme qui appartient à ce dernier groupe de maladies n'est donc pas une diathèse.

La scrofule, la syphilis, la tuberculose et le cancer peuvent frapper, je le répète, tous les tissus et même les os, tandis que le rhumatisme ne frappe que les tissus séreux, cellulo-séreux et le tissu conjonctif.

Je termine en disant que le rhumatisme ne se localisant pas indistinctement sur tous les tissus, mais exclusivement sur des tissus de même famille anatomique, ne peut être une diathèse.

TABLE DES MATIÈRES

QUATRIÈME PARTIE

Localisations du rhumatisme articulaire aigu dans les divers organes et appareils.

CINQUIÈME PARTIE

Du rhumatisme celluleux et des maladies qui en dérivent.

SIXIÈME PARTIE

SEPTIÈME PARTIE

HUITIÈME PARTIE

Bordeaux. — Imprimerie Nouvelle A. BELLIER, rue Cabirol, 16.

www.ingramcontent.com/pod-product-compliance
Ingram Content Group UK Ltd.
Pitfield, Milton Keynes, MK11 3LW, UK
UKHW012157240726
13966UKWH00002B/396

9 782012 478374